volker**mehl**

Ayurveda
ABC

ALLES AUSSER
KOMPLIZIERT
DIE BASICS LEICHT ERKLÄRT

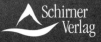

Schirner
Verlag

ISBN Printausgabe: 978-3-8434-1277-3
ISBN E-Book: 978-3-8434-6374-4

Volker Mehl:
Ayurveda-ABC
Alles außer kompliziert
Die Basics leicht erklärt
© 2017 Schirner Verlag,
Darmstadt

Umschlag: Simone Fleck, Schirner,
unter Verwendung von # 469604879
(© STILLFX), # 250755115 (© Inka1),
270619634 (© Paket), # 64922446
(© Kerstin Schoene), # 103154027
(© Aleks Melnik) und # 360192704
(© Luna Vandoorne), www.shutterstock.com,
sowie eines Fotos von Uwe Schinkel
Layout: Simone Fleck, Schirner
Lektorat: Katja Hiller &
Bastian Rittinghaus, Schirner
Printed by: Ren Medien GmbH, Germany

www.schirner.com

2. Auflage November 2017

INHALT

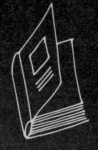

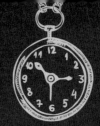

TAGESABLAUF für ein zufriedenes Leben 47

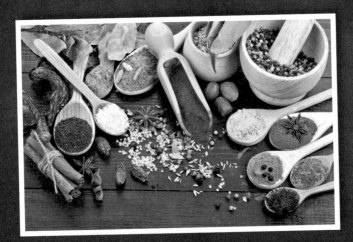

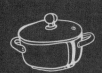

MEIN AYURVEDA-ABC
ALLES AUF ANFANG

Im Leben dauert es manchmal einen Moment, bis man sich wieder auf die einfachen Dinge besinnt. Ähnlich ist es mit diesem kleinen Büchlein, das Sie gerade in den Händen halten. Eigentlich lernt man die Grundvokabeln einer Sprache ganz zu Beginn – und nicht erst mittendrin! Wenn es um eine neue Sprache geht, ist das auch ganz logisch. Niemand fängt an, als Einstiegslektüre Shakespeare im Original aus dem 17. Jahrhundert zu lesen, wenn er Englisch lernen will.

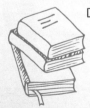

Diese Erkenntnis kam mir jetzt auch in Bezug auf das Thema »Ayurveda«. Obwohl ich schon sechs Bücher zu dem Thema geschrieben habe – immer in der Meinung, ich hätte es schon ganz einfach erklärt –, versteht außerhalb des »Planeten Ayurveda« eigentlich immer noch keiner, worum es geht! Es gibt so viele Missverständnisse bei diesem wunderbaren Thema.

Wie ich darauf komme? Einfach durch meine Erfahrung aus den letzten 10 Jahren, in denen ich mit Ayurveda unterwegs bin. Die meistgestellte Frage in meinen Kursen ist nicht: Was kann ich tun gegen eine Vata-Pitta-indizierte Prakriti-Disharmonie mit involviertem Ama-Shleshaka-Kapha-Subdosha? (So viel zum Thema »Fremdsprache«!) Ganz häufig höre ich: Wenn ich mich ayurvedisch ernähren will, kann ich dann normale Sachen essen? Wie machst du denn deine Gemüsebrühe? Oder auch: Was ist eigentlich Curry, und wofür brauche ich einen Zungenschaber?

Das sind die Fragen, die offenbar ganz viele Menschen bewegen – und dazu kommt noch, dass immer weniger Menschen über Basiswissen zum Thema »Kochen« verfügen.

Vor lauter »Wir feiern uns selbst, und eigentlich sind wir Köche ja Rockstars« haben wir wohl komplett vergessen, den Menschen da draußen die einfachen Basics zu vermitteln. Bei mir und meinen vorherigen Büchern war es ganz oft auch so. Natürlich sind die Bücher alle sehr schön gestaltet und emotional aufgemacht. Aber was passiert, wenn jemand zwar ein Rezept perfekt nachkochen kann, aber grundsätzlich keine Ahnung vom Kochen hat? Das wäre dasselbe, wie ein Gedicht in perfektem Englisch zu rezitieren, ohne grundsätzlich einen Plan von dieser Sprache zu haben.

Dieses Buch soll wie bei einem guten Essen ein Amuse-Gueule, ein Gaumenstreichler, sein. Ein kleiner, leckerer Happen, der Lust macht auf das, was da noch kommt – und ich kann versprechen: Da kommt noch einiges, sehr Spannendes! Betrachten Sie es als eine Einladung. Nähern Sie sich langsam und mit einem Lächeln im Gesicht einem der spannendsten Themen der Zukunft: Ayurveda, dem ältesten Wissen für ein heilsames, ganzheitliches und bewusstes Leben! Und damit Sie nach der Theorie auch gleich in die Praxis starten können, gebe ich Ihnen nicht nur ein paar Tipps für Ihren Alltag, sondern auch eine kleine Auswahl an Basisrezepten an die Hand.

In diesem Sinne wünsche ich Ihnen viel Spaß bei den ersten Schritten auf Ihrem Ayurveda-Weg!

Ihr Volker Mehl

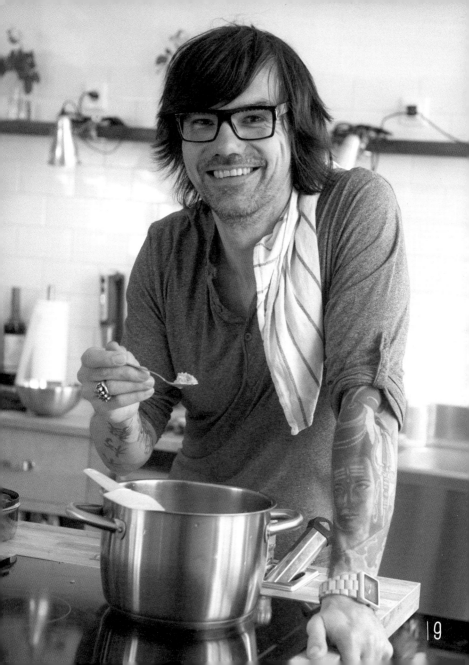

Ayurveda
ABC

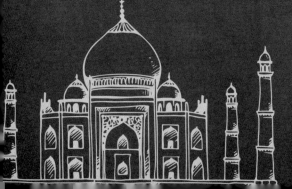

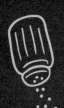

AYURVEDA
ENDLICH MAL
VERSTÄNDLICH!

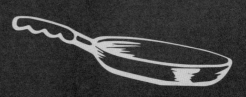

A WIE AGNI

Agni ist im Hinduismus der Gott des Feuers und eine der wichtigsten Gottheiten überhaupt. Im Hinduismus gibt es im Prinzip keine Trennung zwischen dem erfahrbaren Feuer und der Gottheit – beides bildet eine Einheit. Im Feuer kommt die transformatorische göttliche Kraft zum Ausdruck. Agni steht auch für unser Verdauungsfeuer, das über unsere Gesundheit herrscht. Je beständiger unser Verdauungsfeuer »brennt«, desto mehr »strahlt« unsere Gesundheit. Jemand, der gesund ist, hat eine gute Ausstrahlung – genau daher kommt der Begriff. Strahlende Menschen laufen nicht mit Unverdautem durch die Welt. Deshalb lautet der Spruch »Du bist, was du isst« im Ayurveda: »Du bist, was du verdauen kannst.« Vor diesem Hintergrund ist auch die Empfehlung zu verstehen, möglichst oft warm zu essen, denn warme Speisen entlasten unser Agni und verhelfen uns zu größerer Strahlkraft und Gesundheit!

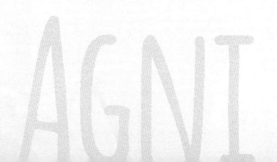

B WIE BEWUSSTSEIN

Bewusstsein ist für mich ein ganz zentraler Begriff für das Verständnis von Ayurveda. Die Lieblingsfrage, die an mich in den Kochkursen gestellt wird, ist: Isst du auch noch was Normales? Ich muss mich keinesfalls entscheiden, ob ich »normal« bin oder nach Ayurveda lebe. Es gibt keinen normaleren Lebensentwurf als den, nach der Idee des Ayurveda im Rhythmus der

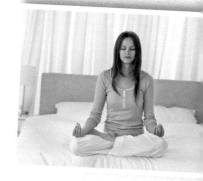

Natur zu leben – und zwar jeden Tag und nicht nur mal für zwei Wochen während einer Kur. Morgens nach dem Aufstehen fünf Minuten lang eine Atemmeditation, dann eine Tasse heißes Wasser – das ist schon 100 % Ayurveda. Und das hat mit Indien oder Exotik gar nichts zu tun, sondern nur mit dem Bewusstsein der eigenen Göttlichkeit!

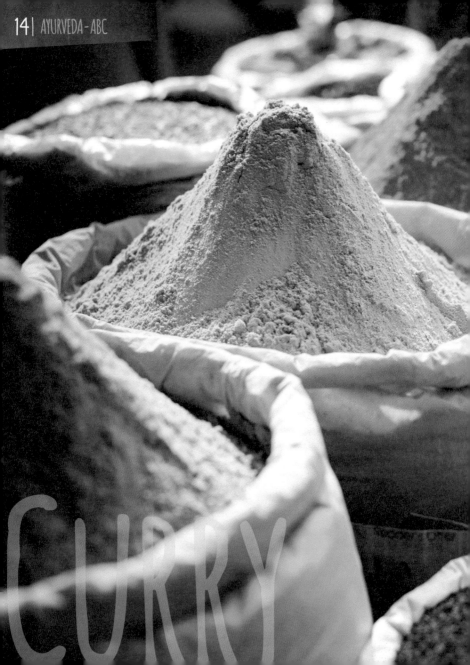

CURRY

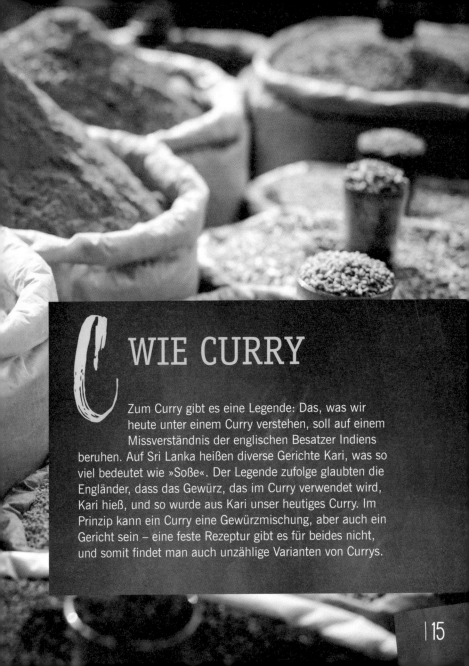

C WIE CURRY

Zum Curry gibt es eine Legende: Das, was wir heute unter einem Curry verstehen, soll auf einem Missverständnis der englischen Besatzer Indiens beruhen. Auf Sri Lanka heißen diverse Gerichte Kari, was so viel bedeutet wie »Soße«. Der Legende zufolge glaubten die Engländer, dass das Gewürz, das im Curry verwendet wird, Kari hieß, und so wurde aus Kari unser heutiges Curry. Im Prinzip kann ein Curry eine Gewürzmischung, aber auch ein Gericht sein – eine feste Rezeptur gibt es für beides nicht, und somit findet man auch unzählige Varianten von Currys.

D WIE DOSHAS

Zu den drei Doshas im Ayurveda, Kapha, Pitta und Vata, gibt es die meisten Missverständnisse. Keine ambitionierte Frauenzeitschrift, die nicht vorzugsweise vor Ostern irgendwelche Ayurveda-Fragebögen in Verbindung mit einer Detox-Serie anbietet. Das führt aber dazu, dass Ayurveda landläufig als Fragebogen-Methode verstanden wird, bei der es irgendwelche Typen gibt. Aber keiner versteht so wirklich, worum es eigentlich geht. So ein bisschen wie Chinesisch für Anfänger. Die Grundidee der Doshas ist genial einfach und vergleichbar mit den drei Grundfarben. Es gibt ja auch nur diese drei Grundfarben, aber unendlich viele Kombinationsmöglichkeiten. Mit den Doshas ist es im Prinzip genauso: Es gibt in der Natur drei grundsätzliche energetische Bausteine, aus denen alles besteht. Auch bei uns über sieben Milliarden Menschen sind diese drei Grundbausteine identisch. Dosha heißt übrigens erst einmal nichts anderes als »das, was verderben kann«. Es meint einfach nur, dass Krankheiten entstehen können, wenn ein Dosha zu stark ist oder geschwächt wird. Bei einem gesunden Körper und einer gesunden Seele sind alle Energien im Gleichgewicht.

Die drei Doshas sind im Ayurveda so wichtig, dass sie eigene Einträge in meinem ABC erhalten haben.

E WIE ELEMENTE

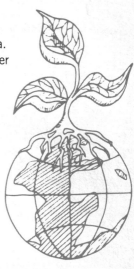

Feuer, Erde, Wasser, Luft und Äther sind die fünf Elemente des Ayurveda. Aus diesen fünf Elementen besteht alles auf der Welt, und zwar sowohl körperlich als auch feinstofflich. Beschreibungen wie »luftiger Typ«, »bewegter Gedanke« oder »jemand ist nah am Wasser gebaut« kennt jeder. In der kleinsten Zelle finden sich diese Prinzipien wieder. Die Zellwand (Erde) hält alles zusammen, Stoffwechsel (Feuer) und Bewegung (Luft) finden in dem mit Flüssigkeit (Wasser) gefüllten Zellraum (Äther) statt. Auch die Doshas bestehen aus diesen fünf Elementen, nur eben in unterschiedlichen Mischungsverhältnissen.

ELEMENTE

F WIE FRÜHSTÜCK

Das Frühstück sollte im Ayurveda immer warm und besonders leicht verdaulich sein, da morgens unser Stoffwechsel – ähnlich wie wir – noch nicht wirklich wach ist. In unserer Kultur gibt es ja auch den Spruch: Iss morgens wie ein Kaiser, mittags wie ein König und abends wie ein Bettelmann. Aus verschiedenen Gründen ergibt das aber keinen tieferen Sinn, denn grundsätzlich sollte man für jede Mahlzeit dankbar sein und sie auch in Fülle genießen – aber eben nicht so viel, dass sich die Tische durchbiegen. Abgesehen davon ist der Magen immer gleich groß, und die Menge, mit der er gefüllt wird, sollte ebenfalls immer gleich sein.

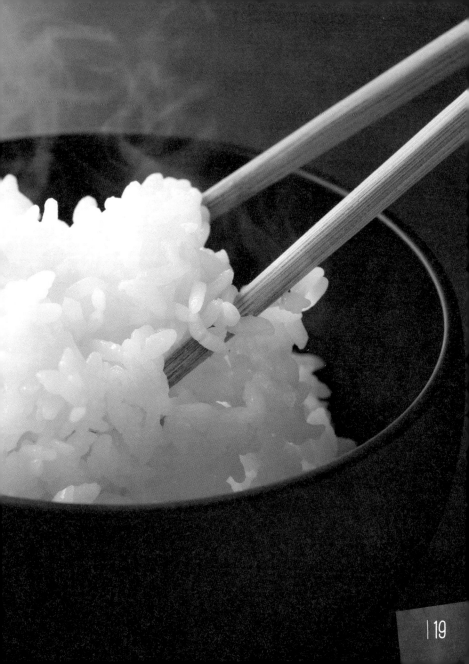

G WIE GHEE

Ghee ist geklärte, also ausgekochte Butter – das gute alte Butterfett von der Oma! Fett ist ein herrliches Thema, um sich die Köpfe heiß zu diskutieren, denn für manche ist Fett das Böse schlechthin. Im Ayurveda sieht man das aufgrund der therapeutischen Erfahrung aus 7000 Jahren wesentlich entspannter. Der Mensch hat nie ein Problem mit Fett, er hat höchstens eines ohne, denn ohne Fett könnten wir Menschen kaum überleben. Fette sind der Hauptbaustoff unserer Körperzellen, alle unsere Nerven-

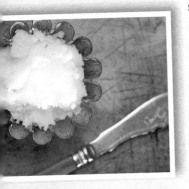

bahnen sind mit Fett ummantelt. Fett ist der Schmierstoff des Lebens. Ich habe nie die Logik dahinter verstanden, dass die Damenwelt oft müden Salat ohne jegliches Öl verzehrt, um sich hinterher im Badezimmer pures Fett ins Gesicht zu schmieren, und das nur, um die Falten zu bekämpfen, die sie vorher mit dem fettfreien Salat produziert hat. Faktisch ist Ghee das Fett, das am tiefsten in die Körperzellen vordringt und sie auch reinigt. Aus diesem Grund ist es ein wichtiges Transportmittel, mit dem Wirkstoffe von Kräutern in den Körper geschleust werden – ein simples Schlüssel-Schloss-Prinzip. Ghee ist auch eines der besten Mittel, um das Verdauungsfeuer Agni anzufachen.

H WIE HUNGER-GEFÜHL

Oft wird mir in Kochkursen die Frage gestellt, wie oft am Tag man essen sollte. Im Ayurveda gibt es keine Empfehlungen dazu. Wichtig ist vor allem, dann zu essen, wenn man wirklich Hunger hat, und nicht, wenn es Zeit ist. Aufgrund des heutigen Arbeitsalltags gibt es kaum einen heilsamen Rhythmus, was die Ernährung angeht – in vielen Büros gibt es ja noch nicht einmal eine Kochplatte. Klassische Empfehlungen sind: morgens ein leicht verdauliches warmes Frühstück, die Hauptmahlzeit erfolgt um die Mittagszeit, wenn die Sonne am höchsten steht, und das Abendessen sollte ebenfalls warm und leicht verdaulich sein, am besten eine Suppe, ein Eintopf oder etwas dampfgegartes Gemüse. Zwischen den Mahlzeiten sollten drei bis fünf Stunden Pause liegen, damit die vorherige Mahlzeit komplett verdaut ist. Pro Mahlzeit sollten wir nur so viel essen, wie in unsere zu einer Schale zusammengelegten Hände passt – dann überfüllen wir auch nicht unseren Magen.

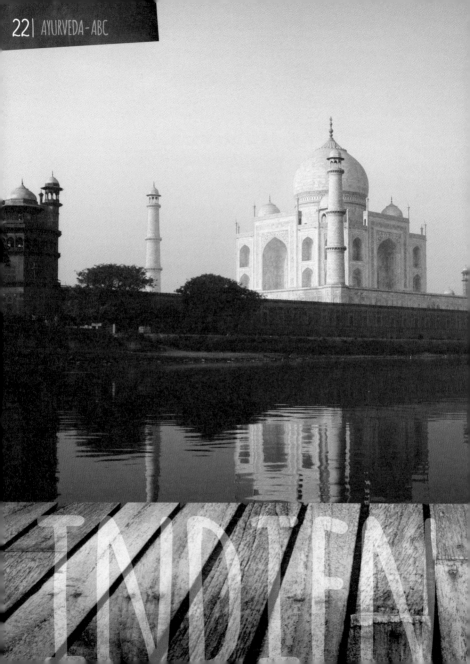

INDIEN

I WIE INDIEN

Bis heute hält sich das Vorurteil, Ayurveda sei eine rein indische Lehre und würde deshalb bei uns nicht funktionieren. Also, erst einmal kennt die Natur keine Grenzen, was das Verständnis von elementaren Prinzipien angeht – die Naturgesetze sind überall gleich. Abgesehen davon gab es vor über 7000 Jahren Indien in seiner heutigen Form noch gar nicht. Nur weil die Wiege des Ayurveda in Indien liegt, heißt das nicht, dass es nur dort funktioniert. Wenn man bei dieser Theorie bliebe, funktionierte Christentum auch nur in Israel oder Buddhismus nur in Nepal. Ich persönlich bin auch gläubiger Christ und war noch nie in Israel, genauso wie ich von Ayurveda überzeugt bin und noch nie nach Indien gereist bin. Das ayurvedische Wissen ist absolut zeit- und grenzenlos!

J WIE JYOTISCH

Jyotisch ist die vedische Astrologie und spielt bis heute eine große Rolle im Alltag vieler Menschen. Natürlich stehen wir unter dem energetischen Einfluss von Planeten und deren Konstellationen zu bestimmten Zeitpunkten. Es wäre völlig ignorant, zu glauben, dass nur solch eine Macht wie die Natur und der Wechsel der Jahreszeiten unter dem Einfluss der Planeten stehen, wir Menschen als einzige Lebewesen aber nicht. Astrologie wird leider in der westlichen Welt nur von wenigen Menschen ernst genommen und gilt oft als Pseudowissenschaft weltfremder Spinner. Auf der anderen Seite ist aber jeder fasziniert von dem Thema und hat schon einmal mehr oder weniger bewusst sein Horoskop gelesen. Im Ayurveda – und insbesondere in der indischen Philosophie – ist es ganz selbstverständlich, dass die Sterne und Planeten einen Einfluss auf uns Menschen haben. Alles im Universum ist miteinander verbunden und beeinflusst sich gegenseitig. Warum sollten die Sterne davon ausgeschlossen werden? Seit Jahrtausenden schon wird der Lauf der Planeten beobachtet und in Verbindung mit dem Menschen gebracht. Früher war übrigens ein Arzt immer auch Priester und Astrologe.

K WIE KAPHA

Kapha ist eines der Doshas und die Kombination aus den Elementen Wasser und Erde. Geprägt wird Kapha von den Eigenschaften stabil, wässrig, kalt, unbewegt und schwer. Kapha gibt unserem Körper Struktur, Standfestigkeit und hält ihn geschmeidig. Es findet sich in allen Körperflüssigkeiten wie Blut, Gelenksflüssigkeit und Schleimhäuten. Der von Kapha dominierte Erd-Typ gilt als standfest, ist von kräftiger Statur und oftmals sehr gutmütig. Er neigt allerdings zu einer trägen Verdauung, weshalb er immer warm speisen sollte. Fette, gebratene und schwere Nahrungsmittel sowie Süßspeisen oder Milchprodukte sollte er meiden, auch wenn der Kapha-Typ ein ausgemachtes Süßmaul ist! Kapha ist besonders stark in der Zeit von 6 bis 10 Uhr und von 18 bis 22 Uhr sowie im Winter und im Frühjahr und auch im Lebensabschnitt zwischen der Geburt und dem vollendeten 14. Lebensjahr.

L WIE LEBENSFREUDE

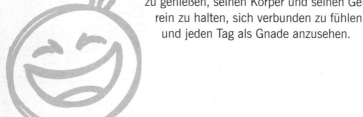

Lebensfreude ist einer der wichtigsten Aspekte im Ayurveda. Denn Ayurveda hat keinesfalls etwas mit Verzicht, Diät oder Abnehmen zu tun. Es geht darum, das Leben zu genießen, seinen Körper und seinen Geist rein zu halten, sich verbunden zu fühlen und jeden Tag als Gnade anzusehen.

FREUDE

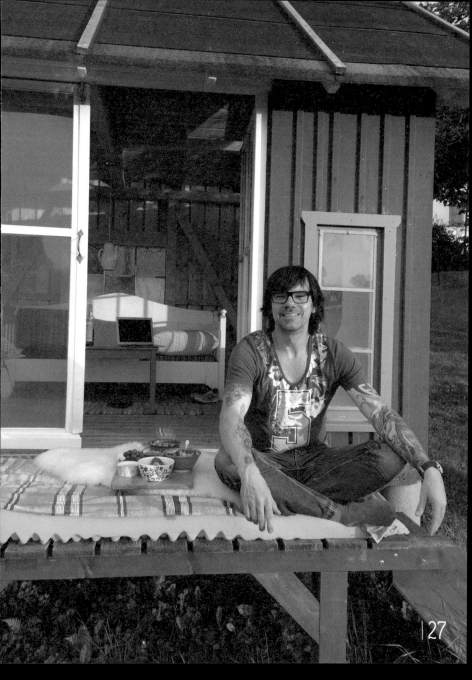

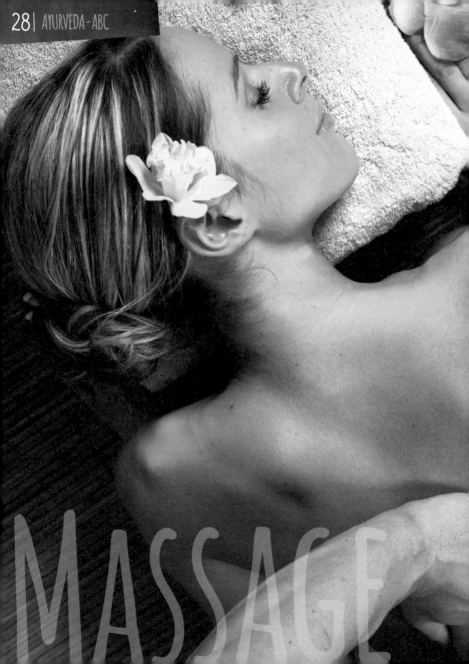

MASSAGE

M WIE MASSAGEN

Es gibt wohl kaum ein Wellness-Hotel, das nicht auch Ayurveda-Ölmassagen anbietet. Das Dumme dabei ist nur, dass Massagen mit Öl nicht für alle Menschen geeignet sind. Unsachgemäß durchgeführte Massagen ohne vorherige ärztliche Konsultation können Krankheiten sogar noch verschlimmern. Massagen mit schwerem Öl sind bei depressiven Menschen z. B. im höchsten Maße kontraproduktiv, da sie den Zustand der geistigen Schwere noch verschlimmern. Von daher: Finger weg von pauschalen Ölanwendungen, ohne dass ein Ayurveda-Arzt im Hintergrund wirkt. Dass Massagen bei uns so beliebt sind, liegt – glaube ich zumindest – vor allem daran, dass in unserer Gesellschaft das Thema »Berührungen« zu kurz kommt. Der zwischenmenschliche Kontakt verringert sich zusehends, wodurch wir auch emotional immer mehr verkümmern. Wann werden wir schon einmal eine Stunde am Stück berührt und gestreichelt? Darin liegt natürlich ein Wert von Massagen, aber dabei gilt: Nicht überall, wo Ayurveda draufsteht, ist es auch drin.

N WIE NATUR-VERBUNDENHEIT

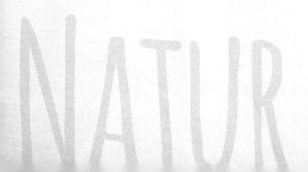

Ayurveda ist keine Religion im herkömmlichen Sinn. Die Prinzipien im Ayurveda und religiöse Einstellungen haben nichts miteinander gemein. Warmes Wasser und Kurkuma wirken bei einem gläubigen Christen genauso wie bei einem überzeugten Atheisten. Was allerdings eine Grundvoraussetzung für das Verständnis von Ayurveda ist, ist eine Form von Naturverbundenheit: Wir alle sind Teil eines großen Ganzen und keine losgelösten Satelliten. Die Einsicht, dass die Sonne nicht exklusiv für mich aufgeht und ich selbst in Verbindung mit den Kräften der Natur stehe, erleichtert es deutlich, in das tiefe Wissen des Ayurveda einzutauchen.

NATUR

WIE OMA

In der Tat haben viele unserer Großmütter bereits
die Ideen des Ayurveda gelebt, ohne
je von Ayurveda gehört zu haben!
Ein Verständnis von und ein Bewusstsein für gewisse Prinzipien und
Kreisläufe der Natur sind bereits seit
Generationen bekannt. Für meine
Oma war es ganz normal, nur das zu
verwenden, was es gerade im Garten
gab, und für den Winter hatte sie
immer Eingemachtes im Schrank, das

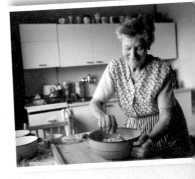

sie mit Wintergemüse kombinierte. Ich erinnere mich heute
noch an den Duft ihres frisch gebackenen Kuchens und ihres
Gemüseeintopfs. Frische Zutaten mit Liebe gekocht – mehr
Ayurveda geht nicht!

WIE PITTA

Pitta ist ein weiteres Dosha und die Kombination aus den Elementen Feuer und Wasser. Es wird geprägt von den Eigenschaften leicht, heiß, ölig, klar und durchdringend. Pitta regelt alles, was mit Verdauung und Stoffwechsel zu tun hat, also dem, was am ehesten die Arbeit von Agni unterstützt. Der von Pitta dominierte Feuer-Typ hat häufig einen mittleren, sportlichen Körperbau und gilt als zielstrebig und durchsetzungsstark. Pitta ist besonders ausgeprägt in der Zeit von 10 bis 14 Uhr und von 22 bis 2 Uhr sowie im Sommer und auch im Lebensabschnitt zwischen dem 14. und dem 45. Lebensjahr.

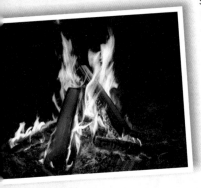

WIE QUELLE

Ayurveda ist mit Sicherheit eine der Hauptquellen
der weltweiten Medizinlehre, und viele Beschwerden wie z. B. Burn-out und Krebs wurden bereits vor einigen
tausend Jahren behandelt. Über Handelsrouten und den Aus-
tausch der Kulturen gelangte die Idee des Ayurveda
zum einen in den Osten und bildete dort den
Ursprung der Traditionellen Chinesischen
Medizin (TCM). Im Westen beeinflusste
Ayurveda zum anderen vor allem die
Medizin der Griechen und der Kloster-
heilkunde. Gute Beispiele dafür sind die
Säfte-Lehre von Galen und auch die Idee
der wärmenden und kühlenden Lebensmittel, die man sowohl im Ayurveda
kennt als auch aus der Ernährungslehre
nach Hildegard von Bingen.

R WIE RITUALE

Rituale sind in der heutigen Zeit immer noch bedeutend. Alles wird immer schneller und komplexer, und viele Menschen haben in ihrem Alltag kaum noch die Chance auf einen geregelten Tagesablauf – vor allem, was die Ernährung angeht. Deshalb sind ritualisierte Handlungen so wichtig. Sie geben unserem Leben Halt, Struktur und Orientierung. Wir Menschen sind Wesen, die zutiefst mit den Rhythmen der Natur verbunden sind. Damit uns das nicht verloren geht, sollten wir versuchen, wieder regelmäßig kleine Rituale zu etablieren. Das können feste Zeiten fürs Essen, für die Meditation und für Spaziergänge sein, aber genauso gut ein Tischgebet oder das Händewaschen vor dem Essen.

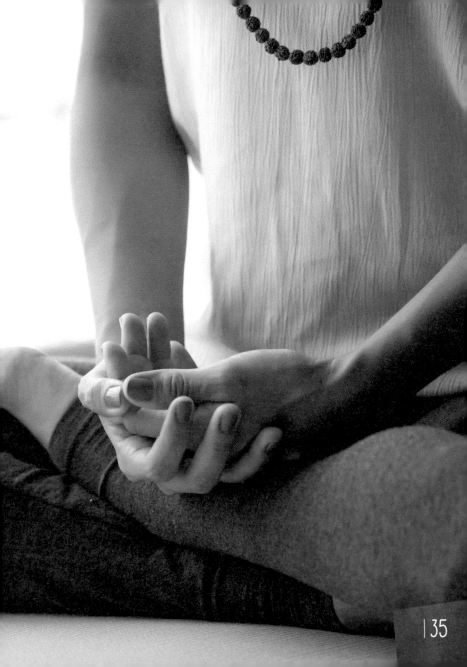

S WIE SECHS GESCHMÄCKE

Süß, sauer, salzig, scharf, bitter und zusammenziehend – das sind die sechs Geschmacksrichtungen im Ayurveda. Die Idee ist, dass möglichst alle Geschmäcke in einer Mahlzeit vertreten sein sollen, damit diese rund und ausgewogen ist.

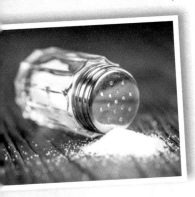

Darüber hinaus verbirgt sich natürlich hinter jedem Geschmack auch eine Emotion. Man sagt ja nicht ohne Grund z. B. »süß wie die Liebe«. Sind alle Geschmacksrichtungen in einer Mahlzeit enthalten, entsteht kein Gefühl von Mangel und natürlich auch kein Heißhunger auf Süßes oder Salziges.

GESCHMÄCKE

T WIE TRINKEN ZUM ESSEN

Die Empfehlung aus dem Ayurveda ist: Pro Mahlzeit sollte man höchstens 0,5 Liter trinken, am besten Warmes oder zumindest etwas, was der Zimmertemperatur entspricht. Kalte Getränke behindern das Verdauungsfeuer. Vor der Mahlzeit getrunken wirkt ein Schluck warmes Wasser mit etwas Ingwer verdauungsfördernd und aktiviert das Agni.

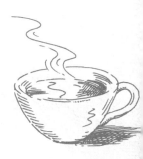

TRINKEN

WIE UNGEDULD

Ungeduld ist eine der größten Herausforderungen, wenn man seinem Leben eine neue Richtung geben will. Ich erlebe ganz oft, dass Menschen in meinem 12-Wochen-Coaching bereits nach einer Woche anfangen, unruhig zu werden. Ganz nach dem Motto: Jetzt wird es aber endlich mal Zeit, dass der große Knalleffekt kommt! Auch wenn man im Ayurveda über einen immensen therapeutischen Erfahrungsschatz verfügt, kann niemand hexen. Die obligatorischen 28 Tage sollte man sich schon geben, damit vor allem das Gehirn Zeit hat, neue Leitungen zu verlegen und Verknüpfungen aufzubauen. Der Mensch ist schlicht und einfach ein Gewohnheitstier, deshalb ist es ganz wichtig, sich mit anderen Menschen zusammenzutun, die das gleiche Ziel haben: dem inneren Schweinehund keine Chance geben!

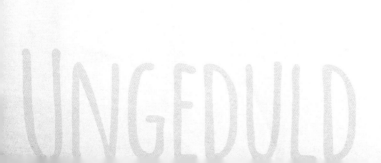

WIE VATA

Vata ist das dritte Dosha und die Kombination aus den Elementen Luft und Äther. Geprägt wird Vata von den Eigenschaften leicht, trocken, bewegt, rau und kalt – vergleichbar mit einem kalten, trockenen Herbstwind. Vata ist grundsätzlich für alles zuständig, was mit Bewegung zu tun hat: Der ganze Bewegungsapparat, Herzschlag, Nervenimpulse, Kreativität, geistige Beweglichkeit, der Dickdarm und die Psyche gehören zu Vata. Der von Vata dominierte Luft-Typ wird häufig als zierlich und schlank, geistig rege und mit einer Neigung zur Unruhe beschrieben. Ein unruhiges Schlafverhalten und wiederkehrende Appetitlosigkeit gelten ebenfalls als charakteristisch. Vata ist besonders stark in der Zeit von 14 bis 18 Uhr und von 2 bis 6 Uhr sowie im Herbst und auch im Lebensabschnitt ab dem 45. Lebensjahr.

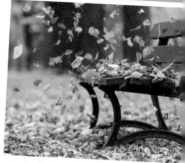

W WIE WUNDERMEDIZIN

Eine Wundermedizin ist Ayurveda mit Sicherheit nicht! Natürlich war man sich im Ayurveda schon immer bewusst, dass es auch unheilbare Krankheiten gibt. Die besonders starke Seite des Ayurveda liegt in der Prävention, also in der Erhaltung der Gesundheit. Jeden Tag zehn Minuten in seine Gesundheit zu investieren, ist wesentlich effektiver, als 50 Wochen lang nichts zu tun und dann für teures Geld eine Kur am anderen Ende der Welt zu machen. Wer jeden Tag nur ein paar Minuten für seine Gesundheit »opfert«, der kann dann doch ein kleines Wunder erleben, und zwar das Wunder eines gesunden Lebens.

WIE X-MAL ERZÄHLT

Ich habe jetzt schon mehrere tausend Mal über Ayurveda, die Ernährung und die Doshas gesprochen und konnte mich manchmal schon selbst nicht mehr reden hören. Aber mit ein bisschen Abstand bin ich mir doch bewusst, wie wichtig es ist, von Ayurveda zu berichten und möglichst viele Menschen dafür zu gewinnen. Mittlerweile kann ich selbstbewusst sagen, dass Ayurveda die Power hat, die Welt zu einem besseren Ort zu machen, und viele chronische Krankheiten könnten innerhalb weniger Wochen von diesem Planeten verschwinden. Deshalb werde ich auch gern noch ein paar tausend Mal begeistert über Ayurveda sprechen.

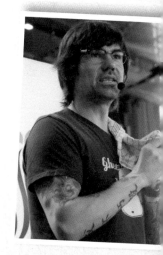

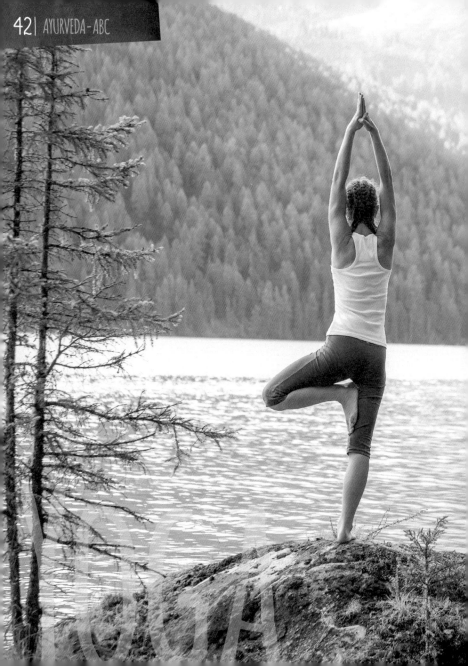

Y WIE YOGA

Yoga hat auf keinen Fall etwas mit Fitnessübungen im Kunstturner-Format mit nacktem Oberkörper zu tun. Sein Hauptzweck ist, wie Pantanjali, der Begründer des Yoga, schreibt, die Gedankenwirbel zur Ruhe zu bringen. Zum Yoga gibt es mindestens genauso viele Missverständnisse wie zum Ayurveda. Wenn mich jemand danach fragt, wie oft ich Yoga übe, dann sage ich meist: »Je nach Tagesform 12 bis 14 Stunden!« Oft ernte ich dann erstaunte Blicke und frage zurück: »Meinst du Yoga oder Asanas?« Dann wird die Verwirrung noch größer, denn die meisten Menschen wissen gar nicht, dass es einen Unterschied gibt. Yoga ist eine ganzheitliche Lebenseinstellung, eine grundsätzliche Lebensphilosophie. Asanas dagegen ist nur der Begriff für die Körperhaltungen im Yoga, also das, was auf einer Matte passiert und fälschlicherweise oft für den Hauptbestandteil des Yoga-Weges erachtet wird. Im Prinzip ist alles, was dem Geist Ruhe schenkt, Yoga. Das funktioniert natürlich sehr gut beim Kochen, kann aber auch bei der Gartenarbeit oder beim Joggen geschehen. Es geht vor allem darum, seinen Körper zu spüren und ihn in Einklang mit der Atmung zu bringen.

Z WIE ZUNGEN-SCHABER

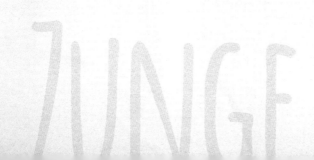

Das Verwenden eines Zungenschabers ist ein elementarer Bestandteil der Tagesroutine im Ayurveda. Die wenigsten Menschen wissen, dass die Zunge ein Teil des Verdauungssystems des Körpers ist. Über die Zunge scheidet der Körper verschiedene Stoffe aus und versucht, sie so aus dem Körper hinauszutransportieren. Aus diesem Grund ist die regelmäßige Verwendung eines Zungenschabers so wichtig. Wir befreien damit unseren Körper von Bakterien und Toxinen, die sich auf der Zunge ansammeln. Denn nach einem Abend mit ordentlich Rotwein, Käse und Fleisch sammeln sich ganz nette Kulturen auf der Zunge, und der Weg ins Körperinnere ist sehr kurz!

ZUNGE

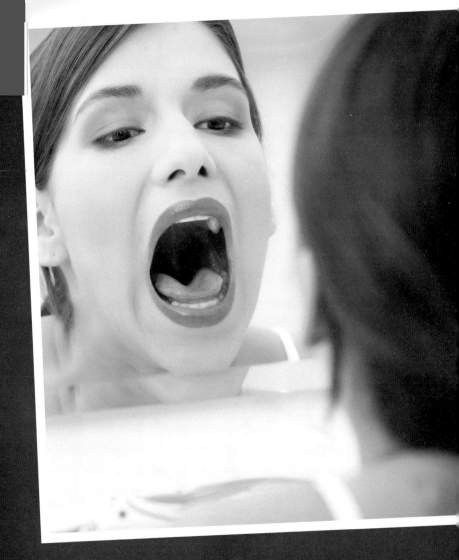

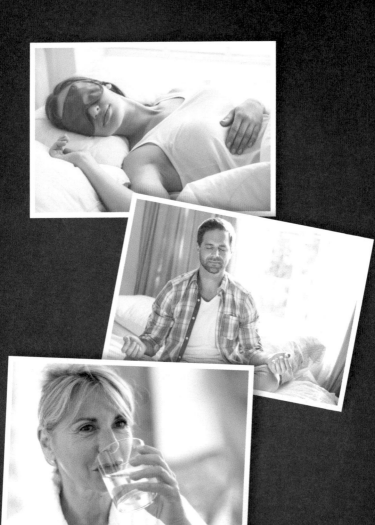

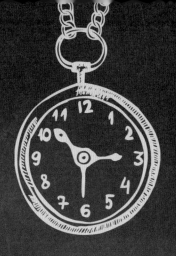

TAGESABLAUF
FÜR EIN
ZUFRIEDENES LEBEN

Neben den ernährungsspezifischen Empfehlungen gibt es im Ayurveda auch noch ein paar allgemeine Regeln, um wieder in einen Einklang mit den natürlichen Rhythmen zu finden. Nicht

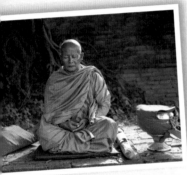

ohne Grund weisen die folgenden Empfehlungen viele Parallelen zum Tagesablauf in Klöstern oder auch in psychosomatischen Kliniken auf. Im Prinzip zielen sie alle darauf ab, im Rhythmus der Natur zu leben oder dahin zurückzukommen, denn wir modernen Menschen leiden hauptsächlich an Rhythmusstörungen in diversen Lebensbereichen.

Diesen Empfehlungen zu folgen, ist unwahrscheinlich heilsam, und ein Großteil kleinerer Beschwerden kann dadurch innerhalb kurzer Zeit verschwinden.

1. Gehen Sie ZEITIG SCHLAFEN, und wachen Sie OHNE WECKER auf.

Einen natürlichen Tagesablauf anzunehmen, heißt, im besten Fall vor 22 Uhr schlafen zu gehen und vor 6 Uhr wieder aufzustehen, um die frische Energie des neuen Tages mitzunehmen. Wenn Sie morgens keinen Wecker mehr brauchen, um aufzuwachen, ist Ihr Körper im richtigen Takt angekommen.

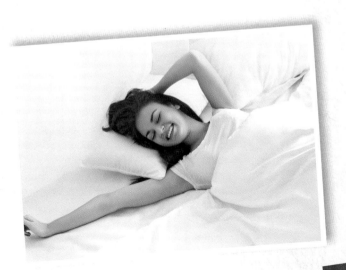

2. Verwenden Sie morgens einen ZUNGENSCHABER.

Die Zunge ist auch ein Ausscheidungsorgan des Körpers, über das dieser versucht, Abfallprodukte wieder loszuwerden. Nicht jeder hat zwangsläufig Zungenbelag, denn ein gesunder Körper produziert keine Rückstände. Aber wer ernährt sich schon jeden Tag toxinfrei? Es gibt diverse Zungenschaber zu kaufen, Sie können aber auch einfach einen Esslöffel benutzen.

3. ZIEHEN SIE ÖL.

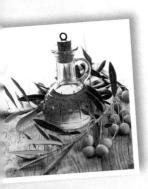

Spülen Sie zunächst Ihren Mund mit warmem Wasser aus. Dann nehmen Sie einen Esslöffel Sesam- oder Olivenöl und ziehen es für mindestens 30 Sekunden kräftig durch die Zähne. Dadurch nähren Sie Ihr Zahnfleisch, schützen es vor Entzündungen und erhalten langfristig Ihr Geschmacksempfinden. Spucken Sie das Öl hinterher in den Müll und nicht ins Waschbecken, da sonst der Abfluss verklebt.

4. TRINKEN SIE nach dem Ölziehen eine Tasse WARMES WASSER.

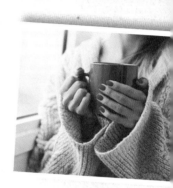

Warmes Wasser sorgt dafür, dass ein Entspannungsreflex in Magen und Darm ausgelöst wird. Dadurch kommt Ihre Verdauung in Schwung.

5. Entleeren Sie DARM UND BLASE vor dem Frühstück.

Bevor Sie die erste Mahlzeit zu sich nehmen, sollten alle Reste vom Vortag ausgeschieden worden sein. Dabei hilft vor allem, locker zu bleiben. Denn wenn Sie vom Kopf her verkrampfen, macht auch der Darm zu.

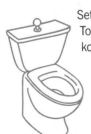

Setzen Sie sich einfach regelmäßig morgens auf die Toilette, auch wenn erst einmal nichts passiert. Damit konditionieren Sie aber Ihren Körper auf den gewünschten Entleerungsreflex.

6. Üben Sie leichte GYMNASTIK ODER YOGA.

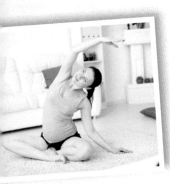

Wählen Sie die Übungen, die Ihnen guttun. Dehnen Sie sich, strecken Sie sich, alles ist möglich von klassischem Turnen bis zu Yoga. 5 Minuten reichen völlig aus.

Eine leichte Übungsreihe aus dem Yoga, die sich ideal als Einstieg in den Tag eignet, finden Sie auf Seite 56.

7. DUSCHEN SIE WARM.

8. ÖLEN Sie Ihren KÖRPER ein.

Reiben Sie Ihren gesamten Körper mit einem aromatischen Öl ein, und lassen Sie es mindestens 10 Minuten einwirken.

9. Nehmen Sie ein leichtes, WARMES FRÜHSTÜCK ein.

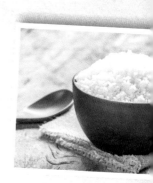

Ein warmes Frühstück am Morgen stärkt Ihr Verdauungsfeuer auf ideale Weise. Zwei schmackhafte Rezepte für ein warmes Frühstück finden Sie auf Seite 108.

10. Führen Sie eine kleine ATEMMEDITATION durch.

Schließen Sie Ihre Augen, und atmen Sie ein. Zählen Sie dabei innerlich langsam bis vier. Verharren Sie, und zählen Sie dabei innerlich bis zwei. Atmen Sie schließlich ganz tief aus, und zählen Sie dabei wieder bis vier. Wiederholen Sie diese Atmung ca. 5 Minuten lang.

11. ZIEHEN Sie sich was SCHÖNES an.

Wählen Sie Kleidung, in der Sie sich wirklich wohlfühlen, und tragen Sie auch Ihr Lieblingsparfum auf. So kann der Tag nur entspannt werden.

12. GENIESSEN Sie Ihr Mittagessen.

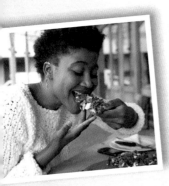

Essen Sie idealerweise um 12 Uhr zu Mittag. Die Sonne steht dann im Zenit, und auch im Körper lodert das Feuer am stärksten. Trinken Sie besser keine kalten Getränke zum Essen, sondern eine Tasse Tee oder warmes Wasser.

13. Essen Sie LEICHT UND WARM zu Abend.

Abends sollten Sie Ihre Verdauung nicht unnötig belasten. Optimal sind Suppen, Pürees, Gemüse mit etwas Vollkornreis oder Nudeln und Chutney oder Pesto. Verzichten Sie auf tierische Eiweiße und Rohkost.

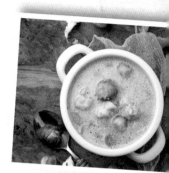

14. Lassen Sie den Tag ENTSPANNT AUSKLINGEN.

Hören Sie ruhige Musik, führen Sie gute Gespräche, oder lesen Sie angenehme Literatur. Aufwühlende Aktivitäten oder Eindrücke von Gewalt und Aggression, etwa ein Thriller oder ein Krimi, unterstützen nicht gerade einen ruhigen Schlaf.

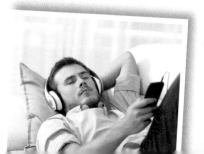

Die fünf Tibeter

Die Asanas aus dem Yoga sind bei Weitem nicht nur etwas für Kunstturner oder sonstige Bewegungsakrobaten! Es geht vor allem darum, seinen Körper zu bewegen und dies mit einer entspannten Atmung zu kombinieren. Also kann jeder, der atmen kann, auch Yoga machen.

Eine sehr schöne und vor allem für Einsteiger gut geeignete Übungsreihe sind die sogenannten fünf Tibeter. Dabei handelt es sich um ein sowohl geistiges als auch körperliches Verfahren, das im Wesentlichen fünf Körper- bzw. Energieübungen miteinander kombiniert – wobei nicht immer alle fünf Übungen in einer festgelegten Reihenfolge praktiziert werden müssen. Das Ziel dieser Übungsreihe besteht darin, die Gesundheit und die Vitalität zu verbessern. Nach traditioneller Vorstellung sollen die fünf Tibeter es uns ermöglichen, unser Energiereservoir aufzuladen und wieder zu Kräften zu kommen, denn im alltäglichen Leben geht uns oft viel Energie verloren.

Diese Übungsreihe wurde erstmals in dem im Jahre 1939 erschienenen Buch »Die fünf Tibeter« von Peter Kelder erwähnt und beschrieben. Der Autor beruft sich dabei auf den pensionierten britischen Offizier Colonel Bradford, der sich auf eine Reise begab, um die Quelle der ewigen Jugend ausfindig zu machen. Nach einigen Jahren kehrte der Colonel deutlich verjüngt aus einem tibetanischen Kloster zurück. Während seines Aufenthalts in jenem Kloster hatte er spezielle Riten kennengelernt, deren Anwendung ihm zur Verjüngung seines Körpers und seines Geistes verhalf.

Die Übungen der fünf Tibeter erinnern an herkömmliche Yoga-Übungen, bei denen die Wirbelsäule bewegt und gedehnt werden soll, wobei bei der Durchführung aller Übungen auch die richtige Atmung von Bedeutung ist. Sollten Sie Anfänger sein, atmen Sie einfach ganz normal. Sie werden erst einmal damit beschäftigt sein, die Übungen zu erlernen und die Positionen für einige Sekunden zu halten.

Empfehlenswert ist es, am Tag einmal alle fünf Übungen durchzuführen. Richten Sie sich aber nach Ihrem persönlichen Wohlbefinden. Ein Tibeter reicht auch.

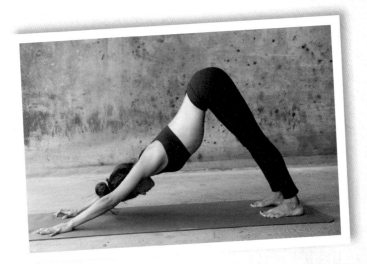

1. TIBETER – Der Kreisel

Beginnen Sie, sich mit ausgestreckten Armen langsam im Uhrzeigersinn um die eigene Achse zu drehen. Tun Sie dies in Ihrer eigenen Geschwindigkeit, sodass Sie sich jederzeit stabil und sicher fühlen. Passen Sie (wie bei allen Übungen) Ihr Tempo Ihrem Lebensalter und Ihrem Trainingszustand an. Es ist völlig in Ordnung, am Anfang nur eine Drehung auszuführen. Drehen Sie sich maximal so lange, bis Sie einen ganz leichten Schwindel verspüren.

Ausgleichsübung: Falten Sie die Hände vor Ihrer Brust, und atmen Sie langsam ein und aus, während Sie zur Ruhe kommen.

2. TIBETER – Die Kerze

Legen Sie sich auf dem Rücken auf den Boden. Ihre Arme liegen neben Ihrem Körper. Nähern Sie als Erstes die Halswirbelsäule dem Boden an, und halten Sie Kopf und Nacken in dieser Position. Dann nähern Sie auch Ihren unteren Rücken dem Boden an. Danach heben Sie Ihre Beine und Ihren Kopf gleichzeitig an. Halten Sie Ihre Beine möglichst gestreckt und Ihre Füße angewinkelt. Ihr unterer Rücken bleibt auf der ganzen Länge am Boden. Gehen Sie danach wieder zurück in die Rückenlage.

Ausgleichsübung: Nehmen Sie wieder die Rückenlage ein. Nähern Sie als Erstes die Halswirbelsäule dem Boden an, und halten Sie Kopf und Nacken in dieser Position. Dann nähern Sie auch Ihren unteren Rücken dem Boden an.

3. TIBETER – Der Halbmond

Gehen Sie in den Kniestand, und stellen Sie die Zehen auf. Legen Sie Ihre Hände in den Gesäßbereich, und beugen Sie den Kopf so weit in den Nacken, wie es für Sie angenehm ist. Gleichzeitig beugen Sie auch die Wirbelsäule nach hinten. Bewegen Sie sich anschließend wieder in die Ausgangsposition zurück.

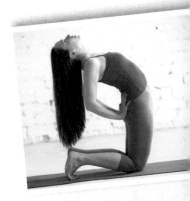

Ausgleichsübung: Dies ist die Stellung zur Entspannung, der sogenannte Päckchensitz. Nehmen Sie dazu den Fersensitz ein. Ihre Arme liegen locker neben Ihrem Körper. Dann lassen Sie Ihren Oberkörper langsam zum Boden sinken, bis Ihre Stirn den Boden berührt.

4. TIBETER – Die Brücke

Sitzen Sie aufrecht auf dem Boden, und halten Sie Ihre Hände neben Ihrem Gesäß. Nun stützen Sie sich auf die Arme und schieben Ihr Gesäß in Richtung Ihrer Füße. Schieben Sie so lange, bis Ihr Körper eine Brücke bildet. Legen Sie Ihren Kopf wieder in den Nacken, aber nur so weit, wie es für Sie angenehm ist. Bewegen Sie sich anschließend wieder in die Ausgangsposition zurück.

Ausgleichsübung: Setzen Sie sich mit angewinkelten Beinen auf den Boden. Dann senken Sie ein Bein auf den Boden ab, sodass sich zwischen beiden Beinen ein 45°-Winkel ergibt und Ihre Füße Kontakt zueinander haben. Lassen Sie Ihre Hände neben Ihrem Körper am Boden liegen, und versuchen Sie, sich so weit wie möglich mit der Halswirbelsäule, der Brustwirbelsäule und der Lendenwirbelsäule von oben herab einzurollen.

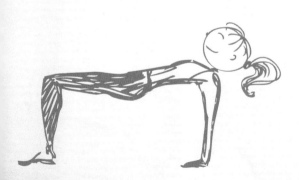

Legen Sie sich flach auf den Bauch, und stellen Sie die Zehen auf. Legen Sie Ihre Hände in Schulterhöhe flach auf den Boden, und stemmen Sie sich in einen Liegestütz hoch. Machen Sie ein Hohlkreuz, und lassen Sie Ihren Bauch etwas durchhängen. Drücken Sie nun Ihr Gesäß nach oben, und versuchen Sie, die Wirbelsäule zu begradigen und die Knie gestreckt zu halten. Ihr Kopf befindet sich zwischen den Armen. Bewegen Sie sich anschließend wieder in die Position mit dem Hohlkreuz zurück.

Ausgleichsübung: Legen Sie sich bequem auf den Bauch. Winkeln Sie den rechten Arm und das rechte Bein an. Bleiben Sie einige Sekunden in dieser Position. Danach wechseln Sie die Seite und winkeln den linken Arm und das linke Bein an. Bleiben Sie einige Sekunden in dieser Position.

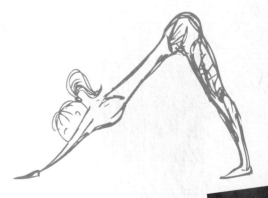

Meditation mit einer Kerze

Die Meditationsübung Tratak dient unter anderem der Stärkung der Konzentrationsfähigkeit. Außerdem gehört diese Übung zu den Reinigungsübungen (Kriyas) im Yoga. Worin unterscheidet sich Tratak von anderen Meditationsmethoden? Fast immer meditiert man mit geschlossenen Augen, um sich von äußeren Empfindungen abzugrenzen. Bei Tratak allerdings schaut man mit offenen Augen in die Flamme einer Kerze. Durch die Konzentration auf einen Punkt, die Flamme, wird der Geist gesammelt, was für eine tiefe Meditation sorgt und auch eine entspannende Wirkung hat.

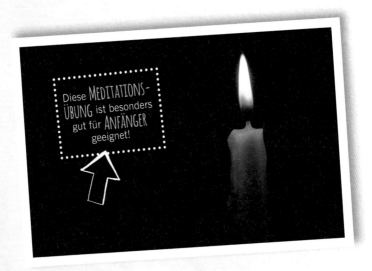

Diese MEDITATIONS-ÜBUNG ist besonders gut für ANFÄNGER geeignet!

Wählen Sie eine Position im Sitzen, die sich gut für Sie an-
fühlt. Stellen Sie eine Kerze im Abstand von 1–2 Metern vor
sich so auf, dass Sie leicht von oben auf die Flamme schauen
können. Atmen Sie ruhig und tief ein, schließen Sie Ihre Augen, werden Sie ruhig, und beobachten Sie vor Ihrem geistigen Auge, wie sich auch Ihre Gedanken beruhigen …

Öffnen Sie nun Ihre Augen, und lassen Sie Ihren Blick zuerst
über den Boden wandern, dann hoch zur Kerze, bis er auf
die Flamme gerichtet ist. Schauen Sie direkt in die Flamme.
Versuchen Sie, Ihre Augen geöffnet zu halten und nicht zu
zwinkern. Schauen Sie einfach in die Flamme, und nehmen
Sie wahr, wie die Flamme aussieht, wie sie sich verändert und
wie sie leuchtet. Machen Sie sich mit der Flamme vertraut,
und spüren Sie die Wärme, das Licht und die Energie, die von
ihr ausgehen. Nehmen Sie alles in sich auf.

Sollten Ihre Augen zu tränen beginnen, lassen Sie es zu –
dieser Reinigungseffekt tritt nach einer Weile unweigerlich
auf. Wenn Ihre Augen beginnen, unangenehm zu brennen,
schließen Sie sie sanft. Schauen Sie so lange wie möglich
in die Flamme. Nach einiger Zeit schließen Sie Ihre Augen
und lassen in sich wirken, was Sie mit geschlossenen Augen
»sehen«. Bleiben Sie auch dabei konzentriert, entspannt und
ganz ruhig.

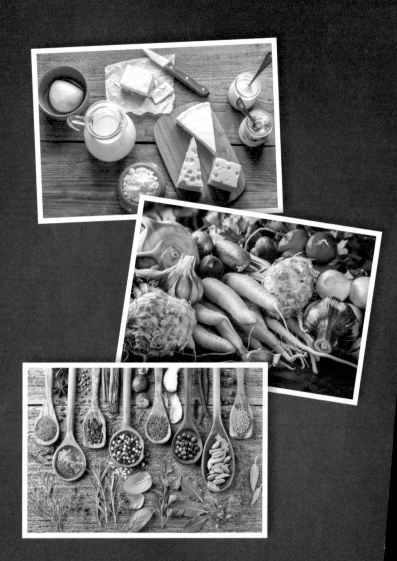

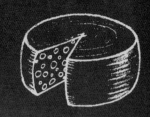

KLEINE
LEBENSMITTEL-
& GEWÜRZKUNDE

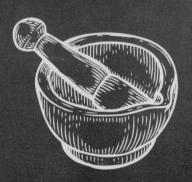

Wärmende und kühlende Lebensmittel

Im Ayurveda gibt es verschiedene Aspekte, unter denen man Lebensmittel betrachtet. Einer der wichtigsten ist die thermische Eigenschaft eines Lebensmittels. Also die Frage: Hat es eine erhitzende oder kühlende Wirkung? Mit diesem Wissen lassen sich Lebensmittel auch ganz gezielt einsetzen – und zwar nicht nur therapeutisch. Für jemanden, der leicht friert, ist es sinnvoll, wärmende Lebensmittel zu essen. Wem schnell warm ist, der sollte eher kühlende Lebensmittel zu sich nehmen. Generell sollte man im Winter eher zu wärmenden Lebensmitteln greifen, im Sommer hingegen zu kühlenden.

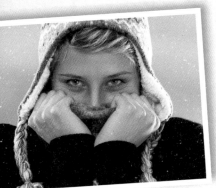

Damit Sie sich darunter etwas vorstellen können, habe ich Ihnen exemplarisch einmal zwei Listen zusammengestellt.

WÄRMENDE LEBENSMITTEL

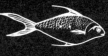

FLEISCH: Rind, Huhn, Fisch, Meeresfrüchte, Lamm, Schwein, Wild

MILCHPRODUKTE UND EIER: Joghurt und Eier

GETREIDE: brauner Reis, Buchweizen, Mais, Hirse, ungekochter Hafer, Roggen

ÖLE: Sesamöl, Senföl, Olivenöl, Maisöl, Rapsöl

 ÖLE WIRKEN im Allgemeinen bis auf wenige Ausnahmen (wie Kokosöl) WÄRMEND.

SÜSSUNGSMITTEL: Honig

HÜLSENFRÜCHTE: schwarze Linsen, rote Linsen

GEMÜSE: Aubergine, Rote Bete, Zwiebel, Lauch, Knoblauch, Rettich, Tomate, Radieschen, Alfalfa-Sprossen, Rettich-Sprossen

OBST: Orange, Zitrone, Limette, Kiwi, Ananas, Papaya

GEWÜRZE UND KRÄUTER:
Anis, Kardamom, Chili, Zimt, Nelken, Kümmel, Ingwer, Senfsamen, Sesam, Kurkuma, Basilikum, Rosmarin

NÜSSE: Mandeln, Cashewkerne, Erdnüsse, Kürbissamen, Walnüsse, Haselnüsse, Sonnenblumenkerne

Aufgrund ihres HOHEN ÖLANTEILS wirken fast alle Nüsse WÄRMEND.

KÜHLENDE LEBENSMITTEL

MILCHPRODUKTE: Butter, Kuh- und Ziegenmilch, ungesalzener Käse, Ghee, Muttermilch

GETREIDE: weißer Reis, Gerste, Weizen   **ÖLE:** Kokosöl

SÜSSUNGSMITTEL: Ahornsirup, Rohrohrzucker

> INDUSTRIELL VERARBEITETE SÜSSUNGSMITTEL wie Agavendicksaft und weißer Zucker wirken ERHITZEND, weißer Zucker wird zudem noch extrem sauer verstoffwechselt.

HÜLSENFRÜCHTE: Kichererbsen, weiße Bohnen, Mungbohnen, Sojabohnen

GEMÜSE: Brokkoli, Blumenkohl, Kohl allgemein, Karotte, Kartoffel, Süßkartoffel, Kürbis, Stauden- und Knollensellerie, Gurke, Salat, Spinat, Zucchini, grüne Bohnen

OBST: Apfel, Banane, Birne, Feige, süße Trauben, Melone, Granatapfel, Dattel

GEWÜRZE: Koriander, Safran, Petersilie, Melisse, Bohnenkraut

Lebensmittelkombinationen, die Sie vermeiden sollten

Im Ayurveda kennt man ein paar Regeln dazu, welche Lebensmittel nicht kombiniert werden sollten, da sie Krankheiten verursachen und das Blut verunreinigen können.

MILCH reagiert äußerst sensibel mit anderen Lebensmitteln. Verwenden Sie sie nicht gemeinsam mit Saurem, Salzigem, Fleisch, Fisch, Knoblauch, Rettich, Granatapfel, Blattgemüse, Sesam, Basilikum, Senf und Bananen.

In der Kombination mit Getreide, Reis, Honig, Mango, Zucker, Weintraube, Ingwer, Pfeffer, Zucker, Zimt, Kardamom und Ghee ist sie allerdings gut verträglich. Kochen Sie Milch vor dem Verzehr wenn möglich immer einmal auf, und fügen Sie schleimlösende Gewürze wie Zimt, Ingwer, Kardamom oder Muskat hinzu.

Verzichten Sie auf Kombinationen von FLEISCH und Honig, Sesam, Milch, Rettich, Zucker oder Sprossen.

Kombinieren Sie FISCH nie mit Banane, Joghurt oder Buttermilch.

Mischen Sie HONIG nie zu gleichen Teilen mit GHEE oder WASSER, und erhitzen Sie Honig nicht über 45° Celsius.

Es gibt keine Verbote, nur Empfehlungen!

»Ich darf alles, mache nur nicht alles – und das, was ich tue, hat eine gewisse Logik.« Das antworte ich immer auf meine Lieblingsfrage, ob ich denn auch noch was Normales esse. Ich bin ganz normal, und es gibt auch keine normalere Art, sich zu ernähren, als nach den Aspekten des Ayurveda. Genau das ist das Spannende am Ayurveda. Nichts ist verboten, es gibt nur schon jahrtausendealte Erfahrungen, die zeigen, was man wie kombiniert und welche Gewürze zum Ausgleich von gewissen unerwünschten Nebenwirkungen eingesetzt werden können.

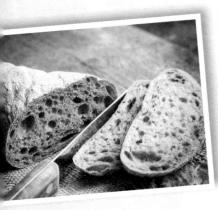

In meinen Kochkursen und auch bei meinen Ausbildungen lege ich Menschen ganz oft nahe, wieder Dinge zu essen, von denen sie bisher glaubten, sie wären ungesund oder böse. Da sitzen erwachsene Menschen vor mir und haben Angst davor, einen Kaffee zu trinken oder ein Stück Brot zu essen, weil man ihnen erzählt hat, das könne zum sofortigen Tod führen. Ich übertreibe jetzt ganz bewusst, aber es ist schon ein bisschen absurd, wie viel grundlose Paranoia es in Bezug auf manche Lebensmittel gibt. Im Ayurveda ist man aufgrund der Erfahrungen wesentlich entspannter.

Um Ihnen eine konkrete Hilfestellung zu bieten, habe ich einige der am häufigsten bei mir nachgefragten Lebensmittel sowie die entsprechenden Ausgleichsmittel zusammengefasst. Geben Sie die entsprechenden Gewürze am besten direkt beim Kochen hinzu. Frische Kräuter selbstverständlich erst kurz vor Ende der Garzeit, damit sie ihre Wirkung nicht verlieren.

Falls Ihnen das nun etwas kompliziert erscheint, glauben Sie mir, das ist es nicht. Wenn Sie grüne Bohnen kochen und diese mit Bohnenkraut würzen, haben Sie bereits das Ausgleichsmittel gegen Blähungen dazugegeben. Sie sehen, dass sich auch hier das Wissen von Oma widerspiegelt. Ayurveda ist eben nichts anderes als die Erfahrung, was uns guttut und was nicht so. Leider ist uns diese heute meist nicht mehr in dem Maße präsent, wie es noch vor zwei Generationen der Fall war.

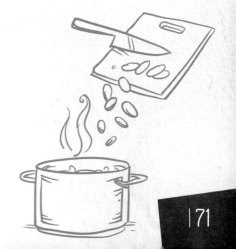

Milchprodukte und Eier

Sie bilden Schleim und können Verstopfungen verursachen.

Ausgleichsmittel sind Pfeffer, Ingwer, Cayennepfeffer, Kardamom, Nelken, Koriander, Kurkuma und Petersilie.

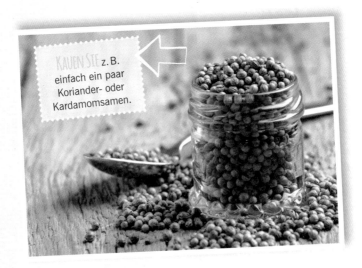

KAUEN SIE z.B. einfach ein paar Koriander- oder Kardamomsamen.

Fisch und Fleisch

Fisch und Fleisch sind schwer verdaulich, und vor allem Schweinefleisch bildet viel Säure.

Ausgleichsmittel sind Kokosnuss, Nelken, Pfeffer, Ingwer, Kreuzkümmel und Koriander.

Getreide

Hafer, Reis und Weizen bilden Schleim und können die
Gewichtszunahme fördern.

Ausgleichsmittel sind Anis, Kümmel, Fenchel, Pfeffer, Zimt,
Nelken, Kardamom und Kümmel.

Hülsenfrüchte

Hülsenfrüchte verursachen vor allem Blähungen.

Ausgleichsmittel sind Nelken, Bohnenkraut, Ingwer, Steinsalz,
Anis, Kümmel, Fenchel, Asafoetida, Pfeffer, Senfsamen,
Koriander und Kreuzkümmel.

Rohe Zwiebeln und Knoblauch

Beides fördert innere Unruhe
und Hitze. Zwiebeln und Knoblauch sollten immer gekocht
oder angedünstet werden.

Ausgleichsmittel sind
Senfsamen, Kokosraspel, Stein-
salz, Anis, Kümmel, Fenchel,
Bohnenkraut, Thymian, Ghee,
Rosmarin, Oregano und Estra-
gon.

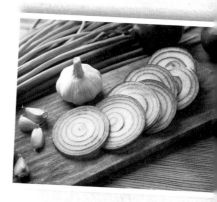

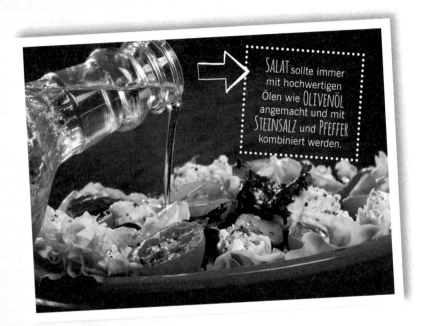

SALAT sollte immer mit hochwertigen Ölen wie OLIVENÖL angemacht und mit STEINSALZ und PFEFFER kombiniert werden.

Kohlgemüse und Salat

Vor allem Kohl sollte nie roh gegessen werde, da er starke Blähungen bis hin zu Krämpfen auslösen kann. Setzen Sie Salat
in Ihrem Speiseplan nur äußerst sparsam ein – am ehesten
noch Rucola oder Feldsalat.

Das beste Ausgleichsmittel bei Kohl ist immer Kochen
oder Andünsten mit Senfsamen, Kümmel, Anis, Fenchel,
Asafoetida, Pfeffer und Steinsalz.

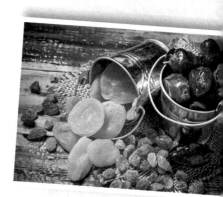

Süßes Obst wie Banane und Avocado

Sie bilden Schleim und fördern die Gewichtszunahme.

Ausgleichsmittel sind Kurkuma, Ingwer, Pfeffer, Kardamom und Senfsamen.

Mango

Mango kann Durchfall bewirken.

Ausgleichsmittel sind Ghee, Kardamom, Anis, Fenchel, Minze und Kümmel.

Trockenfrüchte

Trockenfrüchte verursachen Trockenheit und ein Kältegefühl.

Ausgleichsmittel sind Einweichen in warmem Wasser und Kardamom, Zimt, Anis oder Sternanis.

Tee und Kaffee

Tee und Kaffee wirken sowohl anregend als auch dämpfend.

Ausgleichsmittel sind Kardamom, Ingwer, Pfeffer, Zimt, Sternanis, Muskat und Nelken.

Nüsse

Sie befördern die Hitze im Körper und bewirken Blähungen.

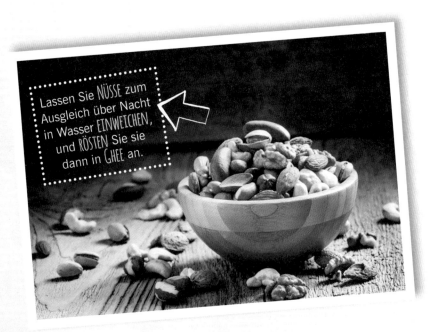

Lassen Sie NÜSSE zum Ausgleich über Nacht in Wasser EINWEICHEN, und RÖSTEN Sie sie dann in GHEE an.

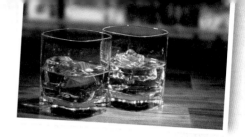

Alkohol

Alkohol regt an, dämpft aber auch den Organismus.

Ausgleichsmittel sind Kümmel, Kardamom, Anis und Koriander.

Süßigkeiten

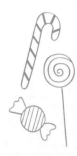

Sie verursachen Verstopfung.

Ausgleichsmittel sind Ingwer, Chili, Minze, Kardamom, Steinsalz, Basilikum, Rosmarin und Thymian.

Tabak

Tabak fördert die Hitze und innere Unruhe.

Ausgleichsmittel sind Selleriesamen, Kalmuswurzel, Minze und Kardamom.

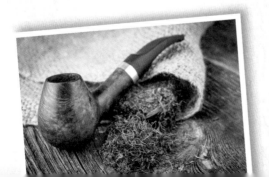

Kleine Gewürzkunde

Ajowan

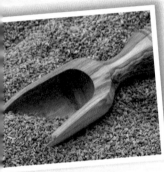

Die Samen des Doldengewächses Ajowan werden auch Königskümmel genannt und sind besonders im arabischen Raum und in Indien sehr beliebt. Das Gewürz hat einen scharfen und gleichzeitig bitteren Geschmack, ist aber sehr mild und aromatisch. Das Aroma von Ajowan ist mit dem von Thymian vergleichbar. Aus diesem Grund passt das Gewürz zu Schmorgurken, grünen Bohnen und Paprika. Im Ayurveda gilt es als blähungsmindernd. Weil es das Verdauungsfeuer Agni anregt, macht es selbst schwer verdauliche Nahrungsmittel aus z. B. Kichererbsen- und Weizenmehl leichter bekömmlich.

Amchur

Amchur sind zu Pulver zermahlene sonnengetrocknete Mangos. Es kommt häufig in der asiatischen Küche vor und verleiht Currys, Chutneys und Pickles eine fruchtig-herbe, säuerliche Note. Es harmoniert aber auch mit Süßspeisen und Eis. Bei der Verwendung von Amchur ist es wichtig, dass es erst zum Ende der Garzeit zugegeben wird, denn es bremst den Garvorgang. Im Ayurveda gilt Amchur als schleimlösend. Außerdem reduziert es Pitta und Kapha und ist gut für Blase und Nieren.

Anis

Das Gewürz Anis sind die Samen eines Doldengewächses, das im Mittelmeerraum und in Westasien zu finden ist. Für Spirituosen, Süßspeisen, Reisgerichte, Brot und Backwaren ist es eine beliebte Zutat. Man kennt es auch als klassisches Weihnachtsgewürz. Anis schmeckt süßlich, stark aromatisch und nach Lakritz. Außerdem neutralisiert es den Geruch von Knoblauch, Zwiebeln und den meisten Gewürzen. Im Ayurveda gilt Anis als wärmend für den ganzen Körper. Es stärkt das Verdauungsfeuer Agni und wirkt blähungsmindernd, entwässernd, schleimlösend und fiebersenkend.

Asafoetida

Asafoetida (oder Asant) ist ein pulverisiertes Wurzelharz aus Pakistan und schmeckt ähnlich wie Knoblauch oder Zwiebeln. Im Ayurveda gilt Asafoetida als adstringierend, verdauungsfördernd und blähungsmindernd, weshalb es gut an Kohl, Hülsenfrüchte, Paprika und Pilze passt. Es reinigt das Blut, löst Schleim und hilft gegen Übelkeit, Durchfall und Verstopfung.

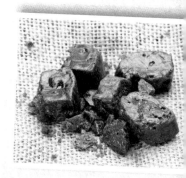

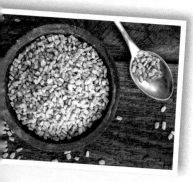

Bockshornklee

Die Samen des Bockshornklees sind leicht bitter, aber aromatisch. In Asien werden sie viel benutzt, z. B. an indischen Pickles, Dal- und Kohlgerichten. Sie enthalten reichlich Vitamin B 1 und Folsäure, sollten von Schwangeren aber sparsam benutzt werden. Im Ayurveda gilt Bockshornklee als verdauungsfördernd, den Stoffwechsel und die Funktionen der Bauchspeicheldrüse unterstützend. Er stärkt die Nerven und fördert das Haarwachstum.

Chili

Der südamerikanische Chili wird seit dem 16. Jahrhundert weltweit wegen seiner feinen Schärfe und die Verdaulichkeit von Speisen verbessernden Wirkung geschätzt. Im Ayurveda gilt er als stark erhitzend. Seine Pflanzenwirkstoffe regen die Verdauung und den Kreislauf an und wirken antibakteriell. Wenn man es übertreibt, können Entzündungen aber auch verstärkt werden.

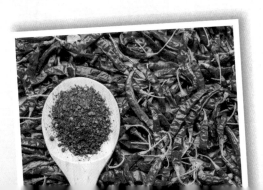

Curryblätter

Curryblätter, die in der Küche wie Lorbeerblätter eingesetzt werden, bringen Würze in indische Currys und Soßen. Sie schmecken angenehm frisch und süßlich, ein wenig wie Mandarinen. Im Ayurveda gelten Curryblätter als adstringierend, blutreinigend und appetitanregend. Außerdem beruhigen sie den Magen und unterstützen die Verdauung.

Fenchel

Fenchel sind die getrockneten Samen eines Doldengewächses, das im Mittelmeerraum vorkommt. Es ist eine geschmacksgebende Zutat in vielen Currymischungen und wird auch zum Würzen von Pickles eingesetzt. Fenchel schmeckt süßlich und sein Aroma erinnert an Anis oder Lakritz. Im Ayurveda gilt Fenchel als appetitfördernd, ohne dabei Pitta aus der Balance zu bringen, krampflösend und blähungsmindernd. Er sorgt für frischen Atem und fördert auch die Milchbildung und die Menstruation stillender Mütter.

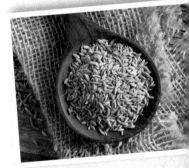

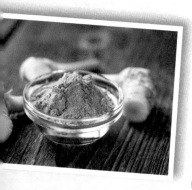

Galgant

Das ostasiatische Gewürz Galgant wird besonders gern für Currys, Suppen, Brühen und Gerichte mit Kokosnuss verwendet. Galgant, von dem ebenfalls die Wurzel benutzt wird, schmeckt milder als Ingwer, aber aromatischer. Im Ayurveda gilt er als magen- und herzstärkend, nervenstimulierend, blutdrucksenkend und antiseptisch. Galgant erhitzt den Körper innerlich und äußerlich und entkrampft die Bronchien. Als Paste aufgetragen, lindert er Schmerzen in den Gelenken.

Gelber Senf

Gelber Senf stammt aus dem Mittelmeerraum und zählt zu den ältesten bekannten Gewürzen. Er ist geruchlos und entwickelt erst beim Zerkauen seinen würzig-scharfen, leicht nussigen Geschmack. Körner des gelben Senfs verfeinern Pickles und eingelegtes Gemüse. Im Gegensatz zum schwarzen Senf behält gelber bei Hitze länger seinen scharfen Geschmack. Aufgrund seiner emulgierenden Eigenschaft verleiht er Soßen Stabilität und wird auch gern in herzhaften Eintöpfen verwendet. Zusammen mit anderen Gewürzen wird gelber Senf zum bekannten Speisesenf verarbeitet. Das Ayurveda kennt für gelben Senf ähnliche Wirkungen wie für schwarzen, allerdings entfacht die gelbe Variante zudem das Verdauungsfeuer Agni und wirkt natürlich abführend.

Ingwer

Die Ingwerwurzel schmeckt scharf, aber auch leicht süßlich. Als Pulver findet Ingwer daher auch Verwendung als klassisches Weihnachtsgewürz. Im Ayurveda gilt Ingwer als etwas Besonderes, weil er wärmt und die Verdauung anregt, Pitta aber nicht erhöht wie alle anderen Lebensmittel mit diesen Eigenschaften. Er wirkt zudem entgiftend, appetitanregend, keimtötend und entschleimend, was ihn bei Übelkeit und Erkältungen zu einem hervorragenden Hausmittel macht.

Kardamom

Die Samen der südindischen Kardamomkapseln schmecken süß-aromatisch und werden als Gewürz in Tees, Süßspeisen und herzhaften Reis- und Linsengerichten verwendet. Sie zählen neben Safran und Vanille zu den wertvollsten Gewürzen der Welt. Schon in der Antike wurden sie geschätzt. Im Ayurveda gilt Kardamom als kühlend, kann also scharfe und erhitzende Speisen ausgleichen. Zudem erfrischt er den Atem. Er hilft gegen Krämpfe und Sodbrennen, löst Schleim in Bronchien und Nasennebenhöhlen und steigert die Konzentration und geistige Klarheit.

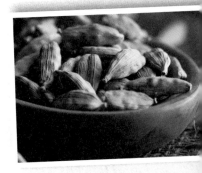

Knoblauch

Die asiatische Küche verwendet gern reichlich Knoblauch. Das Lauchgewächs ist jedoch
weltweit ein beliebtes Gewürz. Seine scharfe,
durchdringende und leicht schweflige Würze passt zu
fast allen Fleisch- und Fischgerichten, Suppen, Gemüsen und
Aufläufen. Das Garen reduziert die Schärfe. Im Ayurveda gilt
Knoblauch als anregend, er senkt Cholesterin und Blutdruck,
reinigt Blut und Lymphe und reduziert Schlacken (Ama). Bei
Rheuma wird er empfohlen. Allerdings begünstigt er auch
geistige Trägheit, weshalb für ohnehin schwerfällige Typen
Asafoetida eine gute Alternative darstellt.

Koriander

Mit ihrem mild-würzigen, frischen und leicht süßlichen
Geschmack sind Koriandersamen charakteristisch für die
indische Küche. Auch in Currypulver sind sie enthalten.

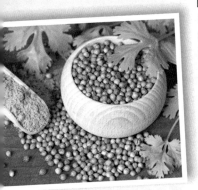

Koriander macht Kohlenhydrate und
Kohlgerichte leichter verdaulich und
mindert Blähungen. Im Ayurveda
gilt er als kühlend bei Pitta-Typen,
entzündungshemmend besonders im
Magen-Darm-Trakt und in den Harn-
wegen, und er stärkt Herz, Nerven
und Gehirn. Gegen Rheuma wird
Koriander als Paste aufgetragen.

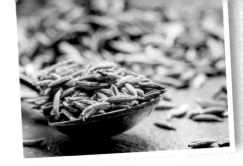

Kreuzkümmel

Kreuzkümmel (oder
Cumin) hat einen bitter-
scharfen Geschmack, der
sich durch das Anrösten in Ghee besonders gut entfaltet. Vor
allem Kohl- und Kartoffelgerichten sowie Joghurtdips gibt er
eine feine Note. Die getrockneten Samen machen zusammen
mit Kurkuma, Koriander und Chili den typischen Geschmack
indischer Gerichte aus. Kreuzkümmel gleicht stark erhitzende
Lebensmittel aus und dämpft zusammen mit Koriander und
Fenchel ein erhöhtes Agni. Um die Verdauung anzuregen, stellt
man einen Sud aus Kreuzkümmel, Salz, Zucker und Ingwer her.
Im Ayurveda gilt Kreuzkümmel als entgiftend und blähungsmindernd, er reinigt das Blut, stärkt die Leber und reguliert die
Darmflora.

Kümmel

Kümmel passt mit seinem starken süßlich-scharfen, warmen
Aroma gut an Kohl- und Kartoffelgerichte, Brot, Suppen,
Soßen und Käse. Allerdings lässt sich der oftmals als aufdring-
lich empfundene Geschmack schlecht mit anderen Gewürzen
kombinieren. Er wird milder, wenn der Kümmel gemahlen
oder in einem Kräutersäckchen mitgekocht wird. Im Ayurveda
gilt Kümmel als Mittel gegen Blähungen, Magen-Darm-Krämp-
fe und Völlegefühl. Er wirkt antibakteriell und unterstützt die
Leber-Galle-Funktion.

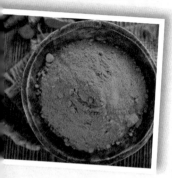

Kurkuma

Für das Gewürz Kurkuma (oder Gelb-
wurz) wird ähnlich wie beim Ingwer
die Wurzel der aus Asien stammenden
Pflanze verwendet. Kurkuma wird in der
ayurvedischen Küche sehr häufig eingesetzt, außerdem ist sie auch die färbende
Komponente in vielen Currymischungen.
Ihr Geschmack ist pikant, herb und leicht
scharf. Im Ayurveda gilt Kurkuma als entzündungshemmend,
adstringierend, appetitanregend und verdauungsfördernd. Als
Paste aufgetragen verbessert sie die Wundheilung.

Muskat

Als Muskatnuss bezeichnet man den harten Kern einer indo-
nesischen Frucht. Auch die Muskatblüte, deren Aroma etwas
feiner ist, ist eigentlich ein Gewebe, das den Kern umgibt.
Der kräftig-würzige, warme Geschmack passt gut zu Suppen,
Gemüsen, Kartoffelgerichten und auch Süßspeisen. Muskat
sollte immer frisch gerieben werden. Im Ayurveda gilt er als
stark erhitzend, weshalb man ihn vorsichtig verwenden sollte.
Er beruhigt Nerven und Geist. Kombiniert mit Ingwer und
Kardamom vermindert er Bauchkrämpfe und Inkontinenz und
verbessert die Absorption
im Dünndarm.

Nelken

Die süßlich duftenden Knospen des Gewürznelkenbaumes geben, vor allem angeröstet, Reis und Suppen ein angenehmes, würzig-scharfes Aroma. Schon seit der Antike sind Nelken in der europäischen, nord-afrikanischen und asiatischen Küche beliebt. Im Ayurveda gelten Nelken als erhitzend und schmerzlindernd. Auch bei angegriffenen Atemwegen werden sie empfohlen.

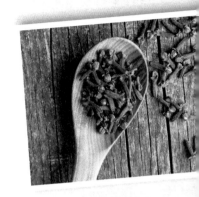

Paprika

Paprikagewürz besteht aus getrockneten und gemahlenen Paprikaschoten. Die milden Sorten wurden erst gezüchtet, nachdem die spanischen Eroberer sie aus Südamerika nach Europa gebracht hatten. Der intensive, süß-aromatische Geschmack mit milder Schärfe von Paprika ist universell einsetz-bar. Besonders an Eintöpfe und Gegrilltes, Soßen, Dips und Dressings passt er gut. Im Ayurveda gilt Paprika als reinigend, erdend und kräftigend.

Piment

Geschmacklich liegt der ursprünglich jamaikanische Piment
zwischen Pfeffer, Nelken, Muskat und Zimt und wird gern
mit diesen Gewürzen kombiniert. Besonders gut passt er in
Suppen, Eintöpfe, Soßen und Weihnachtsgebäck. Im Ayurveda
gilt Piment als antiseptischen und appetitanregend, er lindert
Schmerz, steigert den Blutdruck und den Stoffwechsel und
stärkt den Magen. Deswegen ist er ein gutes Ausgleichsmittel
für Kaffee.

Pippali

Pippali (oder Langer Pfeffer) war noch vor dem heute üblichen
schwarzen Pfeffer aus Südasien nach Europa gelangt. Sein
süßlich-scharfer, leicht erdiger Geschmack verleiht Eintöpfen,

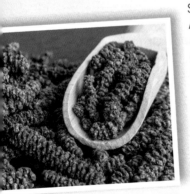

Soßen und Fleisch ein interessantes
Aroma. Im Ayurveda gilt Pippali als
anregend, schleimlösend und verdauungsfördernd. Bei arthritischen
Gelenkschmerzen wird er empfohlen.
Aufgrund seiner vielfach stärkeren
Wirkung als der von schwarzem Pfeffer sollte Pippali bei akuten entzünd-
lichen Prozessen nicht angewendet
werden.

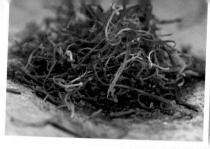

Safran

Bei Safran handelt es
sich um die Blütennarben
einer Krokusart. Um 1 kg Safranfäden zu erhalten, müssen
150 000 Blüten geerntet werden. Entsprechend kostbar ist
das herbe, zartbittere Gewürz. Seine Wirkung auf Körper und
Geist und sein intensives Gelb machen es sowohl in Süßspeisen als auch in Currys, Soßen und Reisgerichten interessant.
Im Ayurveda gilt Safran als aphrodisierend und beruhigend,
er stärkt Herz, Leber und Milz.

Schwarzer Pfeffer

Schwarzer Pfeffer sind die getrockneten
Früchte einer Kletterpflanze, die aus Indi-
en stammt. Er schmeckt scharf und warm
und wird in allerlei Gerichten verwendet.
Im Ayurveda gilt er als das Verdauungsfeuer Agni und die Fettverdauung anregend. Er unterstützt dabei, die Nahrung
besser zu verdauen. Schwarzer Pfeffer wirkt entzündungshemmend
und leicht fiebersenkend.

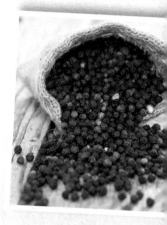

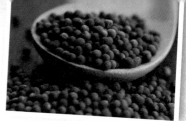

Schwarzer Senf

Schwarzer Senf sind die Samen des im Mittelmeerraum beheimateten Kreuzblütengewächses. Viele Gerichte, vor
allem indische Currys, erhalten durch diese Zutat eine pikante
Würze und gleichzeitig eine angenehme Schärfe. Die Samen
sollten am besten erst zum Ende des Kochens dazugegeben
werden, damit die Körner ihre Schärfe entfalten. Werden
sie geröstet, verströmen sie einen angenehm nussigen Duft.
Im Ayurveda gilt Senf als den Appetit und den Stoffwechsel
anregend. Außerdem erhitzt er innerlich und äußerlich stark,
wirkt antibakteriell und krampflösend und neutralisiert Toxine
in der Nahrung. Als Paste aufgetragen, entfaltet schwarzer
Senf seine wärmende und wohltuende Wirkung bei Rheuma
und Hexenschuss.

Schwarzkümmel

Schwarzkümmel sind die getrockneten Samen eines Hahnen-
fußgewächses, das im Orient beheimatet ist. Sein Geschmack
ist würzig-scharf und erinnert an Pfeffer, obwohl er etwas
bitterer ist. Schwarzkümmel wird oft als Gewürz für Currys,

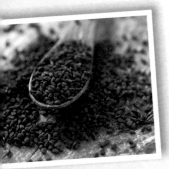

Chutneys, Dals, Brote, Süßspeisen und
Früchte verwendet und auch zum Einlegen
von Gemüse. Im Ayurveda gilt er als im-
munstimulierend, entzündungshemmend
und krampflösend. Außerdem steigert er
die Bekömmlichkeit von Speisen, senkt
den Histaminspiegel und lindert Asthma.

Sternanis

Die achtzackigen Kapseln des Sternanis sind ein beliebtes Gewürz in Asien, vor allem in China. Hier werden sie zum Würzen von Süßspeisen, Suppen, Gemüsegerichten und Currys verwendet. Das ätherische Öl befindet sich in der Fruchtwand, nicht im Samen. Sternanis 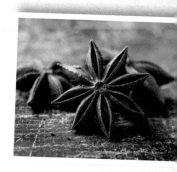 schmeckt süßlich-scharf und aromatisch – ähnlich wie Anis, nur stärker. Im Ayurveda gilt er als krampflösend und verdauungsfördernd. Außerdem hilft er gegen Mundgeruch und auch bei Husten und Bronchitis.

Tamarinde

Tamarinde ist das Fruchtfleisch reifer Früchte des gleichnamigen Baums, der in Ostafrika beheimatet ist. Indische Gerichte verdanken ihren charakteristischen scharf-sauren, aber fruchtig-herben Geschmack und ihre dunkle Farbe dieser Zutat, die auch für Marinaden und Suppen verwendet wird. Tamarinde passt gut zu Hülsenfrüchten und zur Schärfe von Chilischoten. Im Ayurveda gilt Tamarinde als die Verdauung verbessernd. Sie wirkt leicht abführend und lindert Halsschmerzen.

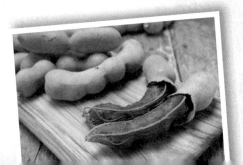

Vanille

Vanille ist das Mark der Vanilleschoten, der getrockneten
Fruchtkapseln einer tropischen Kletterorchidee. Vanille riecht
intensiv blumig und schmeckt süßlich und angenehm weich.
Sie verfeinert süße Speisen wie Puddings, Cremes, Obst-
oder Quarkdesserts, Joghurt, Eis, süße Aufläufe, aber auch
Punsch, Kaffee und heiße Schokolade. Im Ayurveda gilt sie
als leistungssteigernd für Körper und Geist, aphrodisierend
und stimmungsaufhellend. Aus diesem Grund wird sie in der
Aromatherapie zur Linderung von Ängsten, Müdigkeit und
depressiven Verstimmungen eingesetzt.

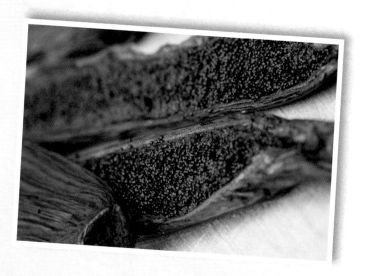

Zimt

Ceylon-Zimt gehört zu den Lorbeer-
gewächsen und stammt – wie der
Name schon sagt – aus Sri Lanka.
Als Gewürz wird die in mehreren
Lagen ineinandergerollte Rinde
junger Zweige verwendet. Zimt ist
sehr aromatisch und wärmend und
schmeckt fein, süßlich und kaum
bitter. Er ist ein klassisches Ge-
würz für die Weihnachtsbäckerei und passt hervorragend zu
Fruchtspeisen, Milchreis und Bratapfel. Außerdem ist er ein
Hauptbestandteil der beliebten Currymischung »Garam Masala«. Im Ayurveda gilt Zimt als blutreinigend, die Darmtätigkeit
und den Kreislauf anregend und die Gedächtniskraft fördernd.
Er unterstützt auch die Bildung weißer Blutkörperchen. Als
Tee genossen, lindert er Müdigkeit, Fieber und Erkältung und
kann gut bei Durchfall, Herzkrankheiten und juckender Haut
getrunken werden.

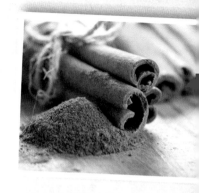

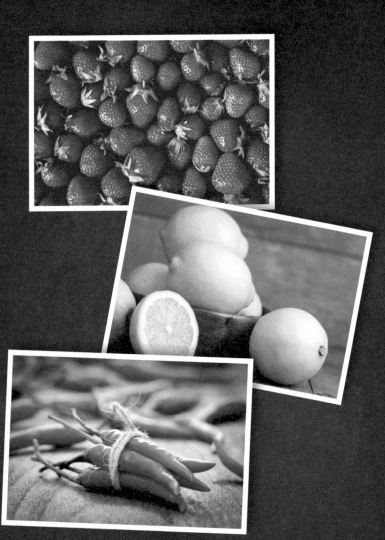

DIE SECHS GESCHMÄCKE

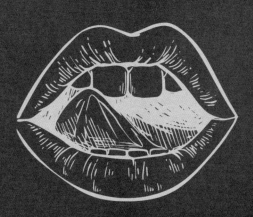

Wie Sie bereits im Ayurveda-ABC erfahren haben, gibt es im Ayurveda sechs Geschmacksrichtungen. Eine Mahlzeit gilt als ausgewogen und rund, wenn sich möglichst alle Geschmäcke auf dem Teller oder in der Schüssel finden lassen. Dann sind auch alle Elemente ausgeglichen.

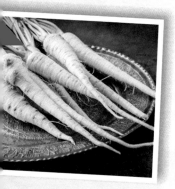

Süß

Süß ist eine Kombination der Elemente Wasser und Erde.

Süßes hat die Eigenschaften der Freude und der Zufriedenheit, nährt den Körper und sein Gewebe stark und ist für alle aufbauenden Prozesse im Körper verantwortlich.

Süße Lebensmittel sind z. B. süße Früchte wie Mango, Birne, Apfel, Banane, Feige, Dattel und Pflaume, süß schmeckende Gemüse wie Pastinake, Kartoffel, Kürbis, Rote Bete, Karotte, Mais, warme Gewürze wie Kardamom und Zimt, Honig, Nudeln, Reis und Getreide sowie fast alle Nüsse.

Sauer

Sauer ist eine Kombination der Elemente Feuer und Erde.

Saures stärkt das Herz und fördert die Verdauung, verhindert die Ansammlung von Gasen im Körper und sättigt sehr stark.

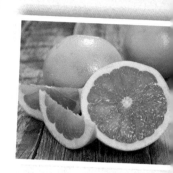

Saure Lebensmittel sind z. B. Zitrusfrüchte, Ananas, Erdbeeren und grüne Trauben, aber auch Tomaten, Käse, Safran, Tamarinde und Essig. Mit sauren Lebensmitteln sollte man sehr sparsam umgehen. Gute Alternativen sind Amchur (Mangopulver) und Tamarindenpaste.

Salzig

Salzig ist eine Kombination der Elemente Feuer und Wasser.

Salziges beruhigt die Nerven, wirkt erhitzend und somit verdauungsfördernd und erweicht das Körpergewebe.

Salzige Lebensmittel sind nur Salz und Algen.

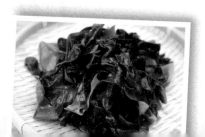

Scharf

Scharf ist eine Kombination der Elemente Feuer und Luft.

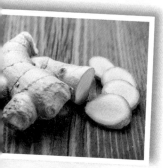

Scharfes wirkt verdauungsfördernd und verbessert den Geschmackssinn. Außerdem kurbelt es den Stoffwechsel an und kann sogar Muskelverspannungen sowie Nervenschmerzen lindern.

Scharfe Lebensmittel sind z.B. die Gewürze schwarzer Pfeffer, Chili, Ingwer, Kreuzkümmel, Zimt und Nelken, Zwiebel, Rettich und Knoblauch.

Bitter

Bitter ist eine Kombination der Elemente Luft und Äther.

Bitteres reinigt die Sinne, wirkt antibakteriell und entgiftend. Es verbrennt Fett und verdaut Zucker.

Bittere Lebensmittel sind z.B. die Gewürze Kurkuma, Zimt, Kardamom und Kümmel, aber auch die Gemüse Karotte, Spargel, Mangold, Rosen- und Blumenkohl sowie Quinoa, Sesam und Kürbiskerne.

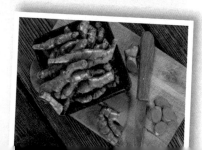

Zusammenziehend

Zusammenziehend oder herb ist eine Kombination der Elemente Luft und Erde.

Herbes reinigt das Blut, stärkt das Gewebe und wirkt schleimlösend.

Herbe Lebensmittel sind z. B. Granatapfel, Erbsen, Linsen und Bohnen, Sellerie, Kartoffel, Brokkoli, Karotte, Spinat, Zucchini, Gurke und Blattsalat, Kümmel, Muskat, Safran und Koriander sowie Buchweizen, Sesam, Walnüsse und Sonnenblumenkerne.

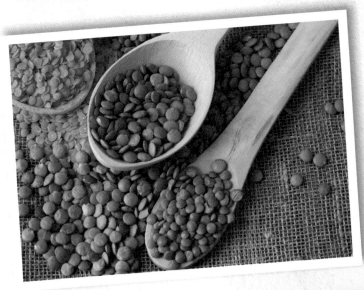

AN DIE TÖPFE, FERTIG, LOS!

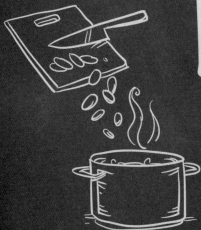

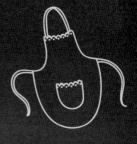

Nachdem Sie nun so viel über Ayurveda erfahren haben, sind Sie sicher auch neugierig, wie Ayurveda schmeckt.

Ein paar meiner Lieblingsrezepte möchte ich Ihnen mit auf den Weg geben. Alle Gerichte sind für 4 Personen kalkuliert, soweit es nicht anders verzeichnet ist. Außerdem finden Sie jeweils einen Hinweis, ob das Gericht glutenfrei, laktosefrei ... ist. Und zusätzlich trägt jedes Gericht gemäß meinem Ernährungskonzept »agni vitalis« auch eine Kennzeichnung der Flammen des Verdauungsfeuers Agni.

EINE FLAMME
bedeute hier, dass Ihr Körper für die Verdauung des Gerichts wenig Energie benötigt.

Bei DREI FLAMMEN,
der höchsten Anzahl, hat Ihr Körper sehr viel mehr zu tun. Wie Sie sich sicher schon denken können, rate ich Ihnen dazu, möglichst häufig Gerichte mit einer oder zwei Flammen zu essen, denn so belasten Sie sich nicht unnötig.

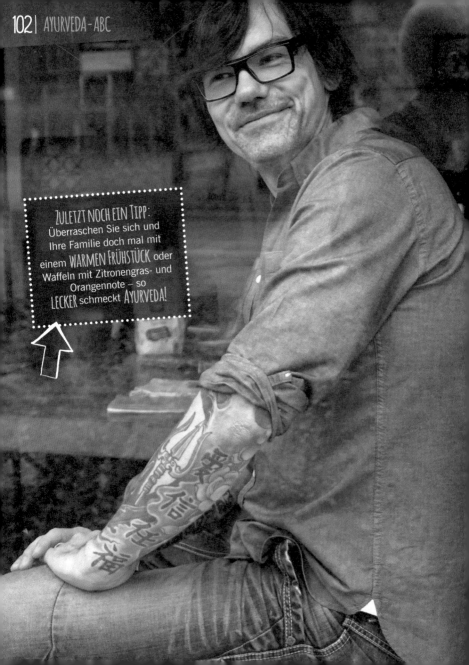

ZULETZT NOCH EIN TIPP:
Überraschen Sie sich und
Ihre Familie doch mal mit
einem WARMEN FRÜHSTÜCK oder
Waffeln mit Zitronengras- und
Orangennote – so
LECKER schmeckt AYURVEDA!

15 REZEPTE

FÜR JEDEN
AYURVEDA-NEULING

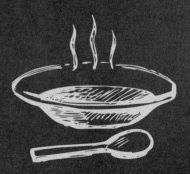

GETRÄNKE

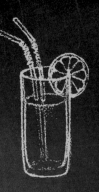

Gartenkräuter-Lassi

glutenfrei

500 g Naturjoghurt mit 10 % Fett
250 ml stilles Wasser
3 EL Waldhonig
15 Basilikumblätter
je ½ TL gemahlener Kreuzkümmel und gemahlener Zimt
1 Prise Salz

Basilikum klein zupfen. Alle Zutaten in ein hohes Gefäß geben
und mit einem Stabmixer ca. 20 Sekunden pürieren.

Goldene Safranmilch
mit Mandeln und Honig
glutenfrei

500 ml Milch oder pflanzlicher Drink
20 g gemahlene Mandeln
2 TL Waldhonig
½ TL Kurkuma
¼ TL gemahlener Safran

Alle Zutaten bis auf den Honig in einen Topf geben und unter Rühren aufkochen lassen. Etwas abkühlen lassen und dann den Honig dazugeben.

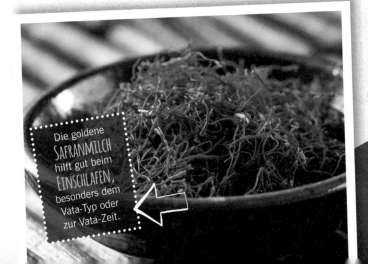

Die goldene SAFRANMILCH hilft gut beim EINSCHLAFEN, besonders dem Vata-Typ oder zur Vata-Zeit.

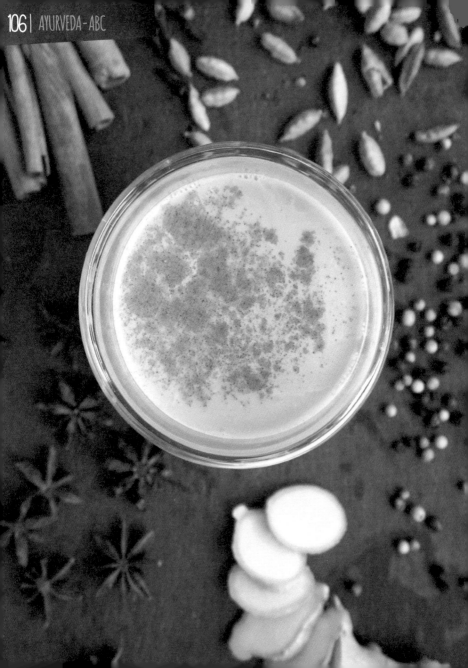

Klassischer Chai
glutenfrei

FÜR 2 BECHER
800 ml Milch
200 ml Wasser
1 EL gehackter Ingwer
5 g schwarzer Tee
5 Pfefferkörner
4 Kardamomkapseln
je 2 Zimtstangen und Nelken
Jaggery oder Rohrohrzucker nach Geschmack

Alle Zutaten bis auf den Zucker in einen Topf geben und unter Rühren aufkochen lassen. Danach den Chai vom Herd nehmen und ca. 10 Minuten ziehen lassen. Anschließend durch ein feines Sieb abgießen und nach Geschmack süßen.

FRÜHSTÜCK

Couscous
mit heißen Vanille-Kardamom-Kirschen
vegan und laktosefrei

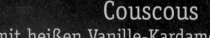

FÜR DEN COUSCOUS
150 g feiner Couscous
500 ml Flüssigkeit, z. B. die der Kirschen
½ TL Salz

ZUBEREITUNG DES COUSCOUS
Flüssigkeit in einem Topf aufkochen lassen. Couscous mit der heißen Flüssigkeit übergießen, salzen und 15–20 Minuten quellen lassen.

FÜR DIE HEISSEN KIRSCHEN

500 g entsteinte Kirschen aus dem Glas (Abtropfgewicht)
50 ml Wasser oder Saft nach Wahl
2 EL Minzeblätter
1 EL Ghee
2 TL gehackter Ingwer
½ TL gemahlener Kardamom
1 Vanillestange

ZUBEREITUNG DER HEISSEN KIRSCHEN

Vanillestange auskratzen und die Schale fein hacken. Ghee
in einem Topf erhitzen. Ingwer und Kardamom darin ca.
3 Minuten glasig dünsten. Kirschen, Wasser oder Saft, Vanillemark und Vanilleschale dazugeben, kurz aufkochen und ca.
10 Minuten köcheln lassen.

Heiße Kirschen über den Couscous geben und alles mit Minze
bestreuen.

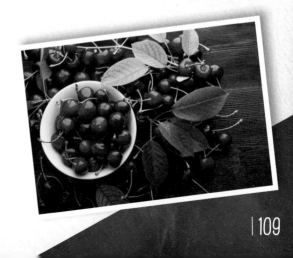

Porridge
mit Apfelmus und Kakao-Nibs
laktosefrei

ZUTATEN FÜR DAS PORRIDGE
150 g feine Haferflocken
500 ml heißes Wasser
½ TL Salz

ZUTATEN FÜR DAS APFELMUS
800 g Äpfel (ca. 5 Äpfel)
80 ml Wasser
2 EL Kokosraspel
1 EL Ghee
2 TL gehackter Ingwer

AUSSERDEM
2 EL Kakao-Nibs

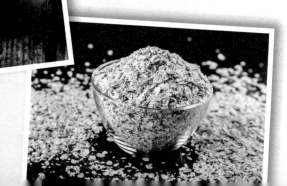

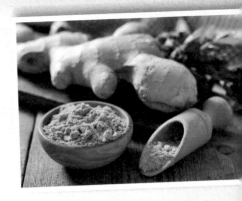

ZUBEREITUNG DES PORRIDGES

Haferflocken unter ständigem Rühren in das Wasser einrühren. Dann das Salz dazugeben und alles 10–15 Minuten quellen lassen.

ZUBEREITUNG DES APFELMUSES

Äpfel vierteln, entkernen und klein schneiden. Ghee in einem Topf erhitzen. Ingwer und Kokosraspel darin ca. 3 Minuten glasig dünsten. Äpfel und Wasser dazugeben, kurz aufkochen lassen und danach ca. 10 Minuten köcheln lassen. Anschließend alles mit einem Stabmixer grob pürieren.

Apfelmus auf das Porridge geben und mit Kakao-Nibs bestreuen.

SALAT & SUPPEN

Karotten-Walnuss-Apfel-Salat
mit Zitronengras-Mango-Dressing
glutenfrei, vegan und laktosefrei

FÜR DEN SALAT
Saft von 1 Orange
1 TL Currypulver
50 g Walnüsse
400 g Karotten
200 g Äpfel (2–3 Äpfel)
15 Basilikumblätter

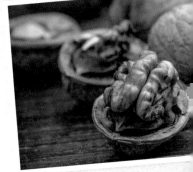

ZUBEREITUNG DES SALATS

Walnüsse grob hacken und Karotten grob raspeln. Äpfel vierteln, entkernen und ebenfalls grob raspeln. Basilikum grob hacken. Alle Zutaten in einer großen Schüssel mischen und mindestens 30 Minuten ziehen lassen. Je länger, desto besser! Danach den Orangensaft abgießen und für das Dressing weiterverwenden.

FÜR DAS DRESSING

200 ml Olivenöl
aufgefangener Orangensaft
100 g Mangofruchtfleisch
2 EL geröstetes Sesamöl
1 Stange Zitronengras
je 1 TL rote Currypaste und Honig
½ TL Salz

ZUBEREITUNG DES DRESSINGS

Zitronengras fein hacken. Alle Zutaten in ein hohes Gefäß geben und mit einem Stabmixer sämig pürieren.

Zitronengras-Mango-Dressing über den Karotten-Walnuss-Apfel-Salat geben.

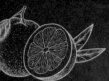

Süßkartoffel-Orangen-Cremesuppe

glutenfrei und laktosefrei

600 ml Gemüsebrühe
500 g Süßkartoffeln
400 ml Kokosmilch
1 Orange
2 EL Ghee (in fester Form)
je 1 EL gehackter Ingwer und süßes Currypulver
10 Minzeblätter
Salz und Pfeffer zum Abschmecken

Süßkartoffeln schälen und grob zerteilen. Orange filetieren und dabei den Saft auffangen. Ghee in einem Topf erhitzen. Ingwer, Currypulver und Süßkartoffeln darin ca. 3 Minuten glasig dünsten. Gemüsebrühe und Kokosmilch dazugeben und abgedeckt etwa 20 Minuten köcheln lassen. Orangenfilets, Orangensaft und Minze hinzufügen und die Suppe mit einem Stabmixer cremig pürieren. Mit Salz und Pfeffer abschmecken.

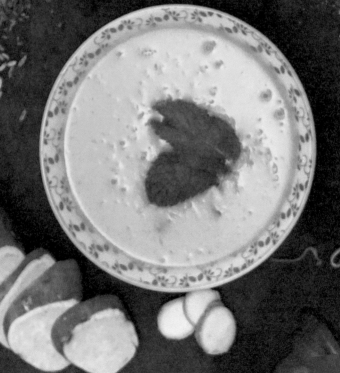

REZEPT zum
FLADENBROT
auf Seite 116

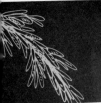

Rosmarin-Fladenbrot
vegan und laktosefrei

FÜR 8–10 FLADEN

400 g Weizenmehl

200 ml lauwarmes Wasser

30 ml Olivenöl

2 EL Rosmarinnadeln

je 1 EL Fenchelsamen und Anissamen

5 g Hefe

je 1 TL Jaggery oder Rohrohrzucker und Salz

Fenchel- und Anissamen mörsern, Rosmarinnadeln hacken. Jaggery zusammen mit Hefe, Olivenöl, Rosmarin, Fenchel, Anis und lauwarmem Wasser in einer Schüssel kräftig mit einem Schneebesen aufrühren. Mehl und Salz dazugeben und alles mit der Hand oder in einer Küchenmaschine kräftig kneten. Den Teig in eine mit warmem Wasser ausgespülte Schüssel geben und mindestens 60 Minuten gehen lassen. Danach handtellergroße Fladen formen und diese nochmals ca. 10 Minuten ruhen lassen. Die Fladen bei 180 °C im vorgeheizten Ofen mit Ober-/Unterhitze ca. 10 Minuten backen und danach, wenn gewünscht, mit etwas Ghee bestreichen.

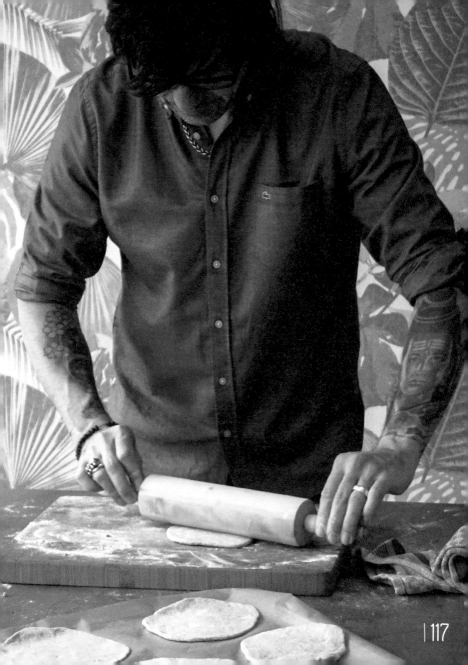

Petersilienwurzel-Apfel-Basilikum-Suppe
glutenfrei und laktosefrei

600 ml Gemüsebrühe
400 ml Kokosmilch
400 g Petersilienwurzeln
200 g Äpfel
2 EL Ghee (in fester Form)
1 rote Zwiebel
1 EL gehackter Ingwer
2 TL scharfes Currypulver
15 Basilikumblätter
½ TL Amchur (Mangopulver) oder Limettensaft
Salz und Pfeffer zum Abschmecken

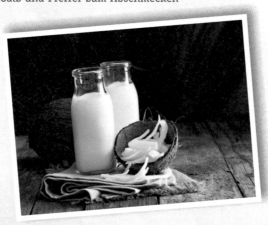

Petersilienwurzeln schälen und grob zerteilen. Äpfel schälen, vierteln, entkernen und grob zerteilen. Zwiebel in Würfel schneiden. Ghee in einem Topf erhitzen. Zwiebeln, Ingwer, Currypulver, Apfel- und Petersilienwurzelstücke darin ca. 3 Minuten glasig dünsten. Gemüsebrühe und Kokosmilch dazugeben und alles abgedeckt etwa 20 Minuten köcheln lassen. Amchur und Basilikum hinzufügen und die Suppe mit einem Stabmixer cremig pürieren. Mit Salz und Pfeffer abschmecken.

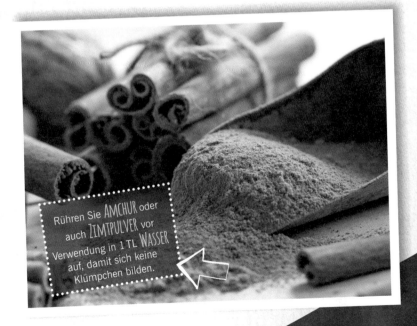

Rühren Sie AMCHUR oder auch ZIMTPULVER vor Verwendung in 1 TL WASSER auf, damit sich keine Klümpchen bilden.

SNACKS & HAUPTGERICHTE

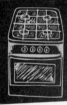

Ofenkartoffeln
mit Chili-Rosmarin-Avocado-Mojo
glutenfrei, vegan und laktosefrei

FÜR DIE OFENKARTOFFELN
1 kg Drillinge (kleine Kartoffeln)
100 ml Olivenöl
1 TL Salz

ZUBEREITUNG DER OFENKARTOFFELN
Ofen auf 200 °C Umluft vorheizen. Drillinge halbieren und mit
Öl und Salz in einer Schüssel vermischen. Kartoffeln auf ein
mit Backpapier belegtes Blech geben und 25–30 Minuten im
Ofen backen.

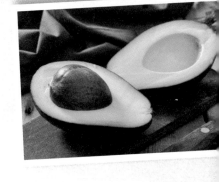

FÜR DIE MOJO
je 2 reife Avocados,
rote Zwiebeln und
rote Chilischoten
200 g passierte Tomaten
3 EL Olivenöl
1 TL Salz
1 EL Rosmarinnadeln
Salz und Pfeffer zum Abschmecken

ZUBEREITUNG DER MOJO
Chilischoten mit Kernen fein hacken. Zwiebeln in feine Würfel
schneiden. Avocado halbieren, entkernen und das Fruchtfleisch mit einem Löffel herausholen. Rosmarinnadeln fein
hacken. Olivenöl in einer Pfanne erhitzen. Zwiebeln schön
kross anbraten und erst kurz vor Schluss Chili und Rosmarin
dazugeben. Alle Zutaten in ein hohes Gefäß geben und mit
einem Stabmixer sämig pürieren. Mit Salz und Pfeffer abschmecken.

Ofenkartoffeln mit der grünen Mojo reichen.

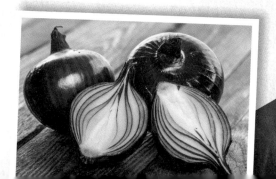

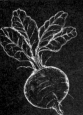

Marinierte Rote Bete
aus dem Ofen mit Birne, Walnuss und Ziegenfeta
glutenfrei

1 kg Rote Bete
200 g Birne
150 ml Olivenöl
150 g Ziegenfeta
50 g Walnüsse
je 1 TL Salz, Zimt, Currypulver, edelsüßes Paprikapulver und
Garam Masala
½ TL gemahlener Kardamom
⅓ TL Cayennepfeffer
20 Minzeblätter
Salz und Pfeffer zum Abschmecken

Rote Bete schälen und in ca. 3 cm große Würfel schneiden.
Birne ebenso würfeln. Rote Bete, Birne und Walnüsse in eine
Schüssel geben und mit Olivenöl und den Gewürzen bis auf
die Minze kräftig vermischen. Alles in eine Auflaufform geben,
den Ziegenfeta darüber zerbröckeln und bei 180 °C im vorgeheizten Ofen mit Umluft 30–35 Minuten backen. Minze grob
hacken und nach dem Backen unter die Rote Bete mischen.
Mit Salz und Pfeffer abschmecken.

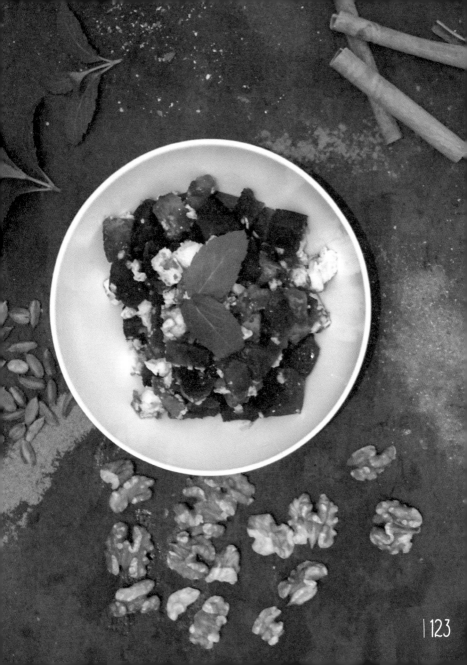

Orientalische Auberginen
in Tomaten-Dattel-Soße mit
Korianderjoghurt und Pinienkernen
glutenfrei

FÜR DIE AUBERGINEN

3 Auberginen
400 g passierte Tomaten
130 ml Olivenöl
2 rote Zwiebeln
50 g entkernte Datteln
je 1 EL geröstete Sesamsamen und Kreuzkümmel
1 rote Chilischote
je 1 TL Anissamen, Koriandersamen, gemahlener Zimt und Salz

AUSSERDEM

200 g Naturjoghurt mit 3,8 % Fett
Blätter von 6 Korianderzweigen
1 EL Pinienkerne

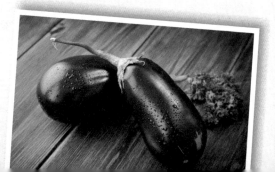

ZUBEREITUNG DER AUBERGINEN

Datteln grob hacken, Zwiebeln fein würfeln und Chilischote fein hacken. Ofen auf 170°C Umluft vorheizen. Auberginen halbieren, grünes Ende abschneiden und Auberginen in mundgerechte Würfel schneiden. 100 ml Olivenöl in einer Pfanne erhitzen. Auberginen darin anbraten und leicht anbräunen lassen. Danach salzen und in eine Auflaufform geben. Anis, Koriander, Kreuzkümmel, Zimt und Sesam in einem Mörser grob zerstoßen. Restliches Olivenöl in einer Pfanne erhitzen, Zwiebeln und Chili darin glasig andünsten und die Gewürze für ca. 30 Sekunden dazugeben. Passierte Tomaten über die Auberginen gießen, Datteln und Gewürze gut untermischen und alles ca. 45 Minuten im Ofen backen. Vor dem Essen etwas abkühlen lassen.

Pinienkerne in einer Pfanne ohne Öl kurz anrösten. Koriander grob hacken. Joghurt und Koriander vermischen. Korianderjoghurt über die orientalischen Auberginen geben und mit Pinienkernen bestreuen.

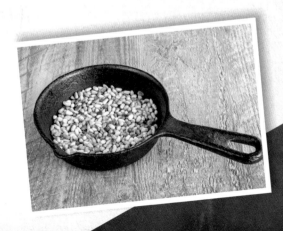

Fenchel-Süßkartoffel-Kokos-Dal

glutenfrei und laktosefrei

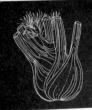

500 ml Gemüsebrühe
400 ml Kokosmilch
300 g Fenchel
200 g Süßkartoffel
100 g rote Linsen
3 EL Ghee
2 Schalotten
1 EL gehackter Ingwer
2 TL süßes Currypulver
je 1 TL rote Currypaste und Amchur (Mangopulver)
oder 1 EL Limettensaft
Salz und Pfeffer zum Abschmecken

Schalotten grob würfeln. Linsen gut abspülen. Süßkartoffel schälen und in mundgerechte Stücke schneiden. Fenchel ebenfalls in mundgerechte Stücke oder Streifen schneiden. Ghee in einem Topf erhitzen. Schalotten, Ingwer, Currypulver, Currypaste, Süßkartoffeln, Fenchel und Linsen darin ca. 3 Minuten glasig dünsten. Gemüsebrühe und Kokosmilch dazugeben und alles abgedeckt etwa 25 Minuten köcheln lassen. Kurz vor Schluss Amchur einrühren und Dal mit Salz und Pfeffer abschmecken.

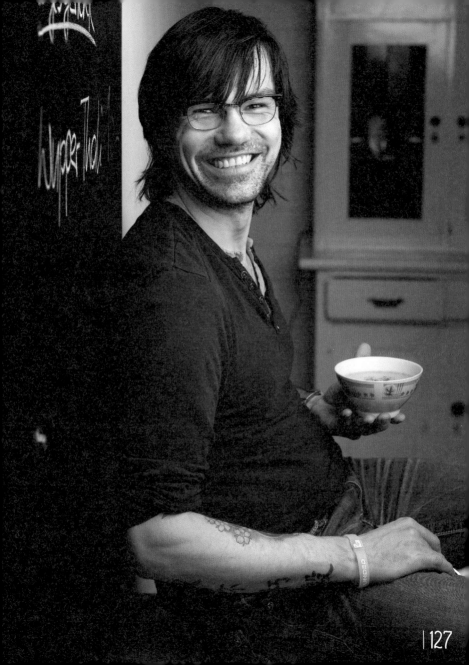

DESSERTS

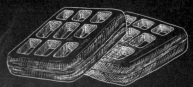

Zitronengras-Orangen-Waffeln
mit Apfel-Ingwer-Kompott

FÜR DAS KOMPOTT
800 g Äpfel (ca. 5 Äpfel)
100 ml Wasser
30 g gehackter Ingwer
2 EL Limettensaft
1 EL Ghee
2 TL Jaggery oder Rohrohrzucker
½ TL Kurkuma

ZUBEREITUNG DES KOMPOTTS

Äpfel vierteln, entkernen, grob raspeln und mit Limettensaft vermischen. Ghee in einem Topf erhitzen, Ingwer und Kurkuma darin ca. 3 Minuten glasig dünsten. Alle anderen Zutaten dazugeben, kurz aufkochen lassen und das Kompott etwa 15 Minuten köcheln lassen.

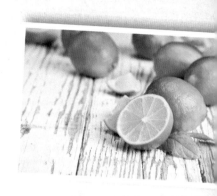

FÜR CA. 4 WAFFELN

150 ml Kokosmilch
130 g Mehl
50 g weiche Butter
je 30 g Mozzarella und Rohrohrzucker
1 Ei
1 TL grüne Currypaste
¼ Stange Zitronengras
abgeriebene Schale von 1 Orange
⅓ TL Natron
1 TL Salz
etwas Kokosraspel zum Bestreuen
Sesamöl zum Einfetten

ZUBEREITUNG DER WAFFELN

Waffeleisen vorheizen. Zitronengras fein hacken. Butter, Zucker, Mozzarella, Salz, Natron, Ei, Zitronengras, Orangenschale und Currypaste in ein hohes Gefäß geben und mit einem Stabmixer ca. 20 Sekunden pürieren. Kokosmilch und Mehl dazugeben, weitere 30 Sekunden pürieren und dann etwa 5 Minuten quellen lassen. Den Teig nach dem Ruhen noch einmal kurz pürieren und dann portionsweise ausbacken. Dazu das Waffeleisen jeweils mit etwas Sesamöl auspinseln.

Zitronengras-Orangen-Waffeln zum Schluss mit Kokosraspeln bestreuen und mit Apfel-Ingwer-Kompott servieren.

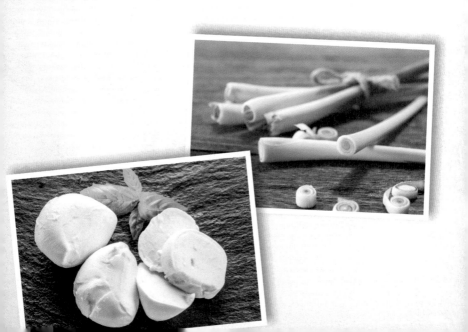

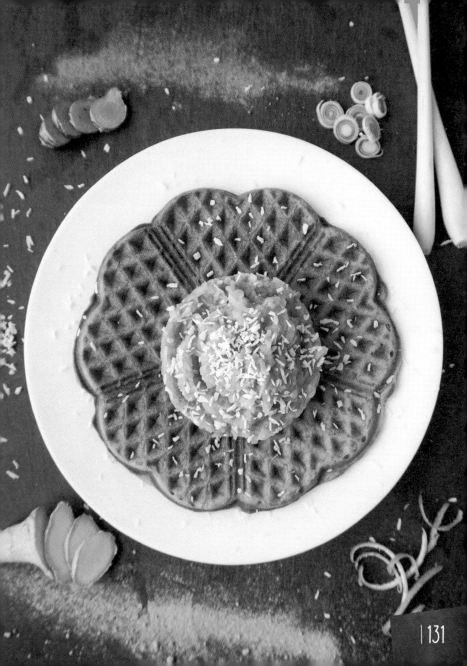

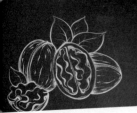

Dattel-Walnuss-Powerkugeln

glutenfrei, vegan und laktosefrei

150 g Walnüsse
100 g getrocknete entkernte Datteln
10 g gemahlener Zimt
½ TL gemahlener Kardamom
abgeriebene Schale von 1 Limette
1 Msp. Salz

Datteln grob hacken. Datteln in einer Küchenmaschine fein mahlen. Walnüsse in einer Pfanne ohne Öl anrösten und ebenfalls fein mahlen. Alle Zutaten bis auf den Zimt in eine Schüssel geben und gut vermischen. Eine leicht klebrige Masse sollte entstehen. Bei sehr trockenen Datteln einfach ein paar Spritzer Orangensaft hinzufügen. Mit leicht angefeuchteten Händen kleine Kugeln formen und diese im Zimt wälzen.

DANKsagung

An dieser Stelle möchte ich mich ganz herzlich bei den Menschen bedanken, die meine Visionen teilen und mich bei der Realisierung dieses Buches unterstützt haben:

Heidi und Markus Schirner, meiner Miriam, Katja, Bastian, Simone, Uwe, Jasmin, Astrid, Hans-Günter und natürlich meinen Eltern, die immer an mich geglaubt und mir den nötigen Raum zum Träumen gelassen haben!

ÜBER DEN AUTOR

VOLKER MEHL, der angesagteste Ayurveda-Koch Deutschlands, eröffnete nach Stationen in München und Berlin eine ayurvedische Kochschule in Wuppertal. Er gibt regelmäßig deutschlandweit Kochkurse und Workshops. Mit seinen Kochbüchern gewann er schon zweimal den »Gourmand Cookbook Award« in der Kategorie »Indian Cuisine«. Eine europäische Umsetzung der indischen Lehre liegt ihm am Herzen.

www.volker-mehl.de

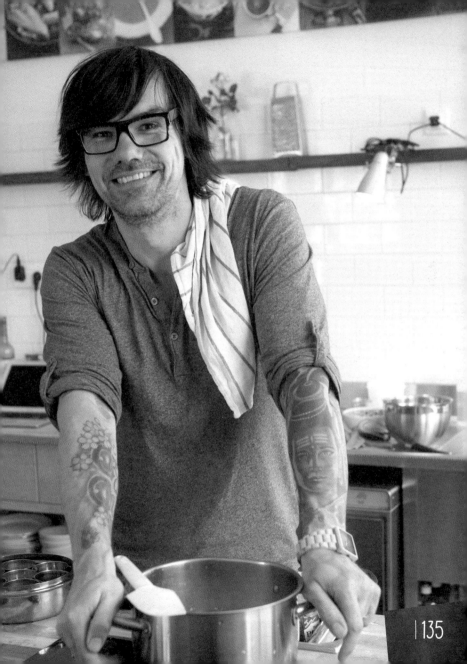

BILDNACHWEIS